VIOLET GIANNONE

DAS 7-TAGE-SCHLAFTRAINING FÜR BABYS

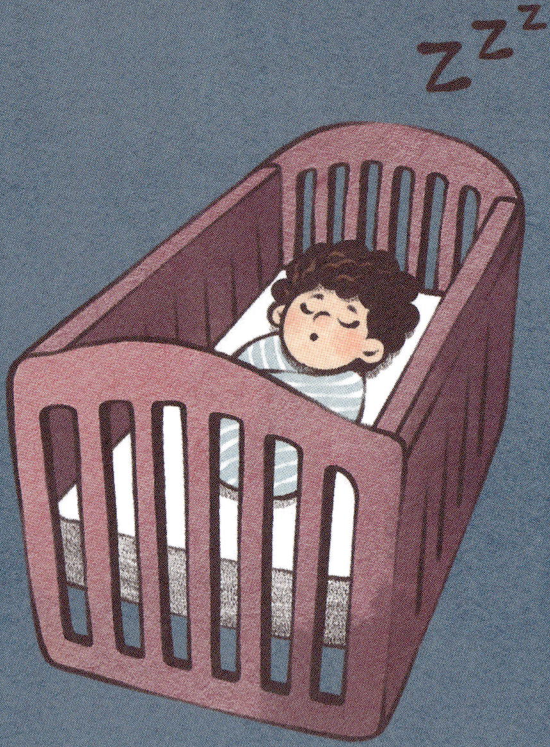
Zzz

VIOLET GIANNONE

DAS 7-TAGE-SCHLAFTRAINING FÜR BABYS

DER SANFTE WOCHENPLAN FÜR RUHIGE NÄCHTE

mvgverlag

Bibliografische Information der Deutschen Nationalbibliothek
Die Deutsche Nationalbibliothek verzeichnet diese Publikation in der Deutschen Nationalbibliografie. Detaillierte bibliografische Daten sind im Internet über http://dnb.d-nb.de abrufbar.

Für Fragen und Anregungen
info@mvg-verlag.de

1. Auflage 2019

Nymphenburger Straße 86
D-80636 München
Tel.: 089 651285-0
Fax: 089 652096

Übersetzung: Elisabeth Liebl, München
Redaktion: Asta Machat, München
Umschlaggestaltung: Maria Wittek, München
Illustrationen: Cleonique Hilsaca
Satz: Carsten Klein, Torgau
Druck: Florjancic Tisk d.o.o., Slowenien
Printed in the EU

ISBN Print 978-3-7474-0000-5
ISBN E-Book (PDF) 978-3-96121-317-7
ISBN E-Book (EPUB, Mobi) 978-3-96121-318-4

ICH WIDME DIESES BUCH
MEINEM STARKEN KAFFEE UND
MEINEN ITALIENISCHEN KEKSEN,
DIE MIR TREUE BEGLEITER WAREN
DURCH DIE UNTIEFEN DES SCHREIBENS.
OHNE EUCH WÄRE DIESES BUCH
NICHT ENTSTANDEN.

INHALT

Nach den sieben Tagen

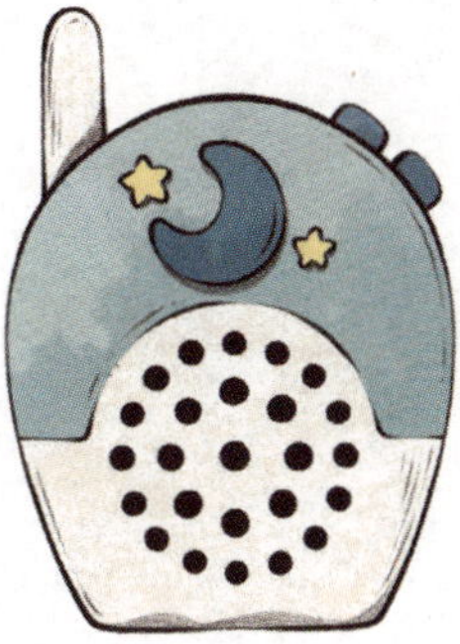

EINFÜHRUNG

ALS MEINE TOCHTER BRIANNA ZUR WELT KAM, war ich hingerissen von der Vorstellung, jetzt Mutter zu sein. Meine Kleine war ja so was von perfekt! Ich konnte es gar nicht erwarten, für dieses wunderbare Baby Mama zu sein. Doch bald zogen Wolken am Himmel auf, denn Brianna schlief nachts *überhaupt nicht*. Sie wollte die ganze Nacht gewiegt, getragen oder gestillt werden. Das ging fast ein Jahr lang so. In dieser Zeit schlief ich nie länger als zwei Stunden am Stück. Ich dachte, ich verliere den Verstand! Wenn die Zeit für ein Nickerchen heranrückte, stieg mein Blutdruck. Die Nachtstunden jagten mir regelrecht Angst ein. Ich war erschöpft, frustriert und mit meinem Latein am Ende. So hatte ich mir das Muttersein nicht vorgestellt. Ich musste einfach etwas tun!

Also fing ich an, Recherchen anzustellen, und fand bald heraus, dass es Programme gibt, wie man einem Baby helfen kann, gesunde Schlafgewohnheiten zu entwickeln. Ich studierte sämtliche Methoden, die es gab, und las jedes Buch, das ich bekommen konnte. Da ich selbst Krankenschwester bin, wusste ich gut Bescheid über Schlafzyklen, Störungen und die Funktion des Schlafes im Allgemeinen. Außerdem hatte ich quasi eine Standleitung zu unserer fantastischen Kinderärztin. Und so fing ich an, verschiedene Techniken durchzuprobieren. Ich brachte Wochen damit zu, Briannas Schlafgewohnheiten zu protokollieren, als wäre ich wieder zurück in der Schwesternschule. Ich wandte einige der Methoden an, und mit ein paar Abänderungen da oder dort geschah plötzlich das Wunder: Ta-da! Brianna schlief nachts durch.

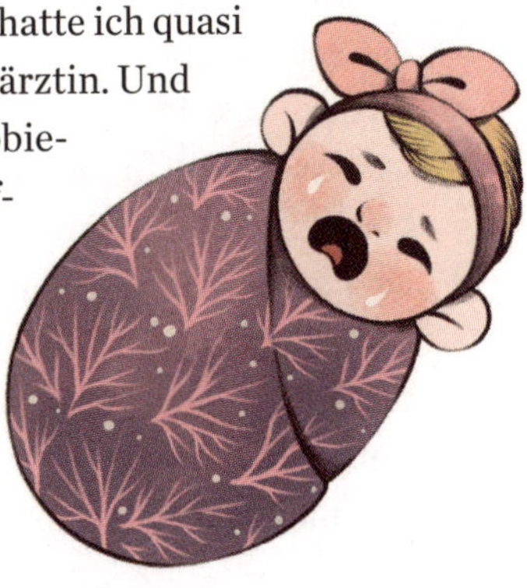

Als meine zweite Tochter geboren wurde, war ich also bestens gewappnet. Ich kannte mittlerweile so viele Tricks, dass es ein Leichtes war, sie zum Schlafen zu bewegen. Da ich ohnehin Tagebuch schrieb, kam mir die Idee, aus meinen Erfahrungen mit den Schlafgewohnheiten meiner Töchter einen Blog zu machen und meine Tipps auf meiner Webseite VioletSleepBabySleep.com zu veröffentlichen. Bald meldeten sich Eltern, die meine Ratschläge mit Erfolg ausprobiert hatten.

Einige Jahre später habe ich daraus ein Programm gemacht, das Eltern in aller Welt hilft, Schlaf zu finden und bei geistiger Gesundheit zu bleiben! Auf meiner Webseite finden Sie praktisch erprobte Hinweise (in englischer Sprache), die wirklich funktionieren. Aber Sie können mich auch kontaktieren, wenn Sie ein auf Sie und Ihr Kind zugeschnittenes Programm wünschen.

Ich freue mich, meine Erfahrungen nun auch per Buch mit Ihnen teilen zu können: Mit diesem Sieben-Tage-Programm werden Sie Ihr Baby zum Durchschlafen bringen. Denn wenn Ihr Baby glücklich und ausgeruht ist, sind auch Sie es!

Dieses Buch ist in drei Abschnitte gegliedert: Zunächst geht es um die Vorbereitung auf das Schlaftraining, dann um die eigentliche Durchführung und schließlich um Tipps und Tricks für die Zeit danach. Der wichtigste Punkt dabei ist: Das Schlaftraining ist ein Puzzle. Wenn nur ein Puzzleteil fehlt, wird es nicht funktionieren. Sie werden Erfolg haben, wenn Sie das ganze Buch gründlich studieren und die Anweisungen, exakt wie beschrieben, umsetzen.

Zu Beginn werden wir uns damit beschäftigen, wie Sie Ihr Kind auf das Schlaftraining vorbereiten können. Anschließend werde ich den Sieben-Tage-Plan ausführlich erläutern, damit Sie bei jedem Schritt genau wissen, worauf Sie achten müssen. Und dann wird's ernst. Viele Babys haben die neuen Schlafgewohnheiten schon nach einer Woche verinnerlicht, aber lassen Sie sich nicht entmutigen, wenn Ihr Kind nicht dazugehört. Mit jedem Tag, an dem Sie diese Grundsätze anwenden, wird es ihm leichter fallen. Und am Ende überlegen wir noch gemeinsam, was Sie nach den sieben Tagen noch tun können und wie Sie mit den kleinen Schwierigkeiten umgehen, die in der Folge noch auftreten können.

Dieses Buch wurde geschrieben für Kinder im Alter zwischen sechs Monaten und zwei Jahren. Allerdings sind gute Schlafgewohnheiten wie ein Schlafritual und eine schlaffördernde Umgebung schon ab dem ersten Tag sinnvoll.

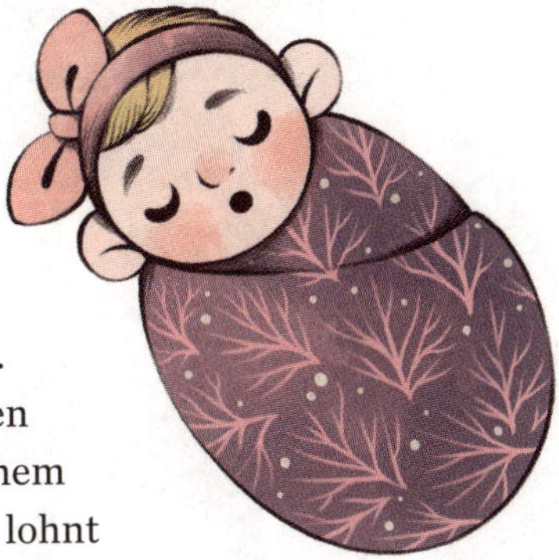

Eine Vorbemerkung noch, bevor wir es anpacken: Schlaftraining ist nicht immer einfach. Wäre es das, würden all unsere Kleinen vom ersten Tag ihrer Geburt an nachts selig schlummern. Einem Baby positive Schlafgewohnheiten beizubringen, lohnt sich aber in jedem Fall. Für Sie ist es wichtig, weil Sie so selbst geistig gesund bleiben. Und Babys brauchen ihren Schlaf, um sich richtig entwickeln zu können. Wenn ein Baby müde ist, ist es unleidlich und quengelig und lernt nichts dazu. Was ein schlafloses Kind für uns Eltern bedeutet, brauche ich Ihnen wohl nicht zu schildern. Das Elterndasein sollte Spaß machen und nicht zur Qual werden! Wenn Sie das Gefühl haben, ohne Kaffee nicht mehr durch den Tag zu kommen, dann nur Geduld: Ich verspreche Ihnen, dass es kein schöneres Gefühl gibt, als wenn Sie und Ihr Kleines eine ganze Nacht durchgeschlafen haben.

Vor den sieben Tagen

Während Sie sich langsam mit der Idee anfreunden, dass Durchschlafen möglich ist, werde ich Ihnen sagen, was Sie tun können, um die Bühne zu bereiten, das Timing richtig hinzubekommen und die Ausleuchtung für ein Stück, das so nur in Ihren vier Wänden gespielt wird: Ihre eigene Version von *Dornröschen!*

1 **Wie Sie die ersten drei Monate überleben**

2 **Wie Sie eine schlaffördernde Umgebung schaffen**

3 **Ihr stärkster Verbündeter: Routine**

4 **Den richtigen Zeitpunkt wählen**

5 **Vorbereitung auf die sieben Tage**

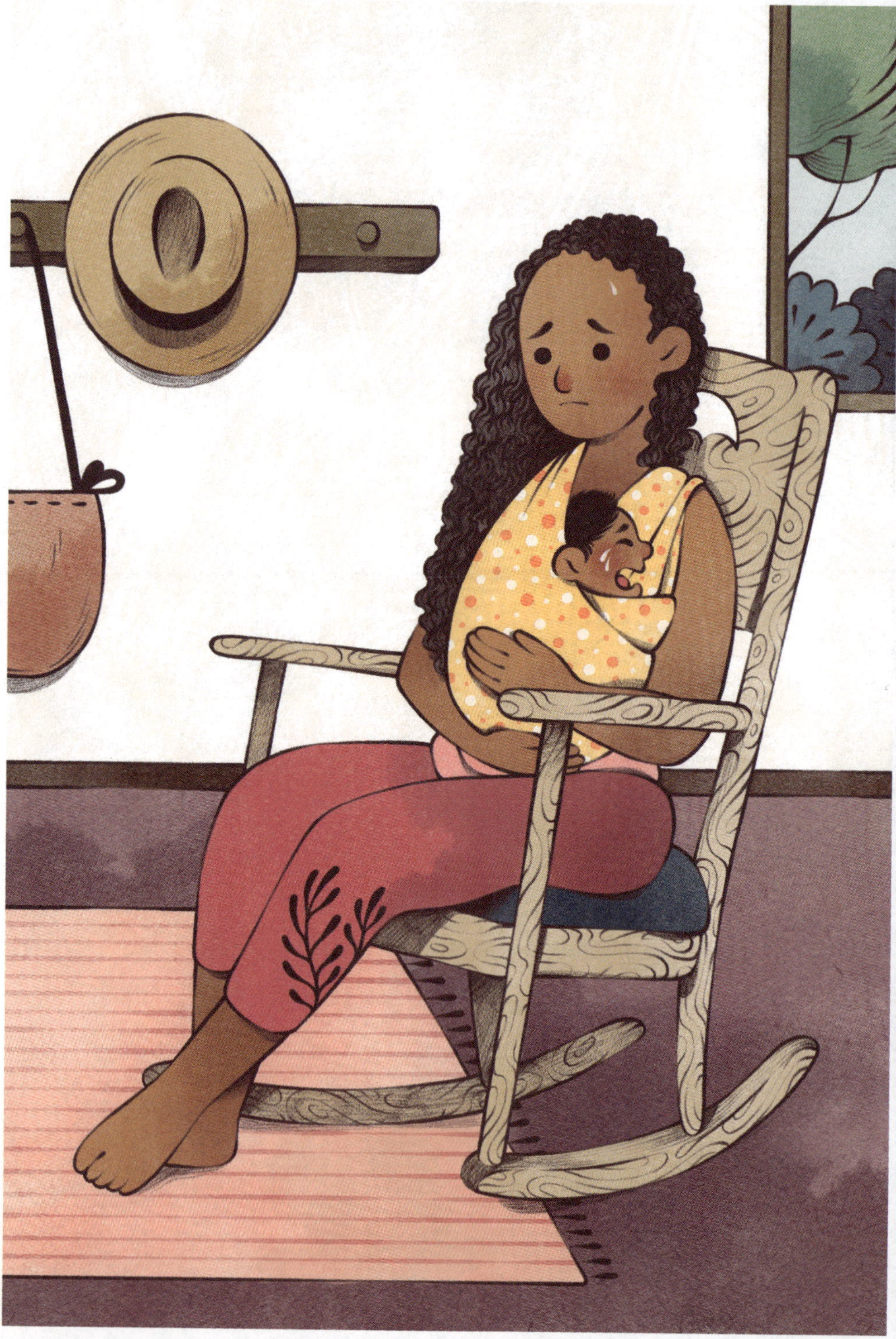

SCHRITT 1:

Wie Sie die ersten drei Monate überleben

SIE HABEN RICHTIG GELESEN: Neugeborene sind noch nicht ausreichend reif für ein Schlaftraining. Das heißt aber nicht, dass Sie keine gesunden Schlafgewohnheiten einführen können. Keine Panik: Es gibt einige Maßnahmen, die Ihnen helfen werden, Ihr Kleines sachte in die richtige Richtung zu dirigieren.

Im Moment ist das Wichtigste, ein inniges Band zu Ihrem Neugeborenen zu knüpfen. Trösten Sie es und signalisieren Sie ihm, dass es sich bei Ihnen sicher fühlen kann. Ein strenges Schlaftraining ist im Moment nicht angebracht. Für den Augenblick darf Ihr Baby den Rhythmus vorgeben – auch wenn der Sie dann einige Zeit wach hält!

Ich weiß es selbst nur zu gut: Bevor Sie Ihr Kind von der Klinik nach Hause brachten, haben Sie sich diese Zeit vorgestellt wie in der Pampers-Werbung: Baby ruht schlafend an Ihrer Brust. Welch ein Segen! Für einige Eltern wird dieses Bild auch Wirklichkeit. Für viele andere hingegen steht genau das Gegenteil auf dem Programm. Bleiben wir realistisch: Der Schlaf Neugeborener hat etwas von einem Irrlicht! Wirr, wechselhaft und ohne erkennbares Muster. Gerade war Ihr Kind noch der Inbegriff des Friedens, jetzt aber brüllt es aus Leibeskräften. Tja, soll ich Ihnen etwas verraten? Das ist vollkommen normal. Und es hat seine Gründe.

Der Magen eines Neugeborenen ist bei der Geburt so klein wie eine Kirsche. Am dritten Tag nimmt er Walnussgröße an, am achten Tag kann man vom Durchmesser einer Aprikose ausgehen. Der Magen wächst und wächst, aber nach einem Monat ist er immer noch nicht größer als ein Ei. Die Größe des Magens hat für Sie eine Bedeutung: Das Neugeborene schläft immer nur so lange, bis es vor Hunger aufwacht.

Die Schlafgewohnheiten eines Neugeborenen sind noch nicht ausreichend gefestigt. Neugeborene verfügen noch nicht über die hormonellen Regelkreise, die bei uns lange und tiefe Schlafperioden auslösen. Natürlich können auch Sie hin und wieder längere Zeit am Stück schlafen, aber vermutlich sind Sie schwer damit beschäftigt herauszufinden, wie Sie Ihr Kleines zum Schlafen bringen. Oder wie Sie es schaffen, eine Dusche zu nehmen beziehungsweise auf die Toilette zu gehen, ohne dass Ihr Kind sich die Seele aus dem Leib brüllt, sobald Sie es hinlegen.

Ich weiß, dass Sie vermutlich schon stundenlang im Internet nach Informationen gesucht haben, aber diese sind häufig widersprüchlich und daher nicht wirklich hilfreich. Ich möchte Ihnen das Leben ein wenig einfacher machen. Daher werden wir uns jetzt gemeinsam die wichtigsten Punkte zum Schlaf Neugeborener kurz ansehen, sozusagen die goldenen Regeln. Wenn Sie weiter nichts tun, als diese zu befolgen, wird Ihr Kind bald gut schlafen.

Schluss mit der Tag-Nacht-Verwechslung

Bei Neugeborenen hat sich der Tag-Nacht-Rhythmus noch nicht herausgebildet, der 24-Stunden-Zyklus, der Schlafen und Wachen steuert. Auch die Produktion des Schlafhormons Melatonin ist noch nicht ausreichend entwickelt. Im Mutterleib hat das Kleine schließlich auch tagsüber geschlafen und war häufig nachts wach. (Erinnern Sie sich noch an die Tritte?) Aus diesen Gründen bringen Babys meist Tag und Nacht durcheinander. Hier ein paar Tipps, wie Sie Ihrem Kind helfen können, Tag und Nacht auseinanderzuhalten:

ZEIGEN SIE IHREM KIND, DASS ES TAG IST. Lassen Sie Vorhänge und Jalousien offen, damit genug Licht hereinkommt. Abends tun Sie genau das Gegenteil. Wenn die Schlafenszeit naht, dämpfen Sie das Licht, auch von Bildschirmgeräten.

TAGSÜBER DARF ES RUHIG ETWAS LAUTER ZUGEHEN. Die üblichen Geräusche im Haushalt – Geräte, Fernseher, Musik – signalisieren Ihrem Baby, dass es Zeit ist aufzuwachen. Abends vor dem Zubettgehen dämpfen Sie dagegen die Geräuschkulisse herunter. Sorgen Sie dafür, dass das Baby nicht abgelenkt wird, und sprechen Sie mit leiser Stimme zu ihm. Oder lassen Sie im Hintergrund leise Schlaflieder laufen.

TAGSÜBER WIRD ZUNEHMEND WENIGER GESCHLAFEN. Natürlich gibt es Tage, an denen Sie und Ihr Baby gerne ein bisschen länger liegen bleiben. Vermutlich waren Sie nachts länger wach. Aber es ist hilfreich, hier Limits zu setzen. Lassen Sie Ihr Kind tagsüber nach Möglichkeit nicht mehr als zwei Stunden schlafen. Gegen Abend sollte das Nickerchen nicht länger als 30 oder 45 Minuten dauern. Das hat den angenehmen Nebeneffekt, dass Ihr Kind schon tagsüber genug trinkt. Wenn es zu lange schläft, wurde es am Ende nicht oft genug gefüttert.

FÜHREN SIE EIN BABY-SCHLAFTAGEBUCH. Obwohl der Schlaf in diesem Alter gewöhnlich noch recht unregelmäßig ist, zeigt sich vermutlich irgendwann ein 24-Stunden-Muster. Wenn Sie dies getreulich aufzeichnen, haben Sie eine gute Handhabe für die Entscheidung, wie viele Nickerchen Ihr Kind tagsüber machen kann, ohne dass dies den Nachtschlaf beeinträchtigt. Wenn Ihr Baby am Tag sechs Stunden und in der Nacht acht Stunden schläft, dann wird es vermutlich nachts zehn Stunden schlafen (abzüglich der Fütterungszeiten natürlich), wenn es nur vier Stunden lang Nickerchen macht. Ein Baby-Schlaftagebuch macht solche Muster normalerweise gut sichtbar.

Immer mit der Ruhe

Neugeborene weinen normalerweise, wenn sie Hunger haben, nass oder müde sind. Der Zyklus dieser Bedürfnisse bestimmt ihren Tag und damit auch ihre Wortmeldungen. Die meisten Neugeborenen schreien daher zwischen einer und zwei Stunden täglich!

Manchmal aber sind all diese Bedürfnisse gestillt, und das Baby schreit trotzdem weiter – was für Eltern gewöhnlich sehr frustrierend ist. Manchen Kindern fällt es einfach schwer, sich an das Leben außerhalb des Mutterleibs zu gewöhnen, weil die Umgebung nun mal eine völlig andere ist. So können Sie Ihrem Baby helfen, sich in dieser hellen, großen Welt einzuleben:

KAUFEN SIE EIN STECKKISSEN. Ich kann gar nicht oft genug betonen, dass ein Steckkissen für den Schlaf Neugeborener eine echte Wohltat ist. Ihr Kind war ja bislang einen recht engen Raum gewöhnt. Daher fühlt es sich erst mal ungemütlich an, plötzlich Arme und Beine frei bewegen zu kön-

SICHERHEITS-CHECK

- ✓ Achten Sie darauf, dass Ihr Baby es im Steckkissen nicht zu warm hat. Sie erkennen dies daran, dass Ihr Kind rote Wangen bekommt, schwitzt oder seine Haut sich bei Berührung warm anfühlt.
- ✓ Aus Sicherheitsgründen sollten Sie das Steckkissen gegen einen Baby-Schlafsack austauschen, wenn Ihr Kind anfängt, sich auf den Bauch zu legen.
- ✓ Packen Sie Ihr Kind nicht mit ausgestreckten Beinen in ein enges Kissen. Es sollte seine Beinchen anziehen können. Dem Internationalen Institut für Hüftdysplasie zufolge lockert das unvermittelte Strecken der Beine (auch beim Wickeln) das Hüftgelenk und schädigt das noch schwach ausgebildete Knorpelmaterial der Hüftgelenkspfanne.

nen. Ihr Neugeborenes hat noch einen sehr starken Schreckreflex. Wenn seine Ärmchen sich frei bewegen können, fällt es ihm schwerer einzuschlafen. Außerdem wird der Reflex es jede Nacht mehrmals wecken. Es gibt Hunderte von Steckkissen-Modellen in den unterschiedlichsten Materialien und Formen. Sie sind auf jeden Fall sicherer als Decken und bieten dem Baby eine geschützte Umgebung. Recherchieren Sie doch selbst ein wenig, um zu entscheiden, welche Art Kissen für Ihr Kleines das beste ist.

VERWENDEN SIE EINE EINSCHLAFHILFE MIT WEISSEM RAUSCHEN. Das hilft meist wirklich. Es mag Sie jetzt überraschen, aber im Mutterleib geht es relativ laut zu. Die meisten Neugeborenen beruhigen sich schneller mit einer gleichmäßigen Geräuschkulisse. Meist können Sie bei solchen Geräten zwischen verschiedenen Geräuschen wählen: Gut funktionieren zum Beispiel Geräusche von Ventilatoren, fließendem Wasser oder einfaches Rauschen.

WIEGEN SIE IHR BABY. Oder spielen Sie mit ihm Hoppe-hoppe-Reiter. Das sind Bewegungen, die es schon aus dem Mutterleib kennt. Zusammen mit dem Steckkissen und den Geräuschen funktioniert das meist recht gut.

GEHEN SIE SPAZIEREN. Wenn alles nicht zu helfen scheint, entführen Sie Ihr Kleines im Kinderwagen in die freie Natur. Die Luft draußen, die Geräusche, auch das Rollen des Kinderwagens entfalten in den meisten Fällen einen beruhigenden Effekt.

DRÜCKEN SIE ES JEMAND ANDEREM IN DEN ARM. Ein Neugeborenes kann seine Gefühle noch nicht von Ihren unterscheiden. Wenn Sie genervt sind, reagiert auch das Kind darauf. Sind Sie angespannt, spürt Ihr Kind das. In diesem Fall sollten Sie auf die Hilfe Ihres Partners oder eines anderen Familienmitglieds vertrauen. Wie heißt es doch so schön in einem afrikanischen Sprichwort: »Es braucht ein ganzes Dorf, um ein Kind zu erziehen.« Freunde und Angehörige freuen sich, wenn sie ein wenig Zeit mit dem süßen Kleinen verbringen dürfen. Und nach einer kleinen Pause sind auch Sie wieder ruhig und entspannt und haben vielleicht mehr Glück damit, Ihr Kleines zum Schlafen zu bringen.

UNTERSTÜTZUNG BEI KOLIKEN

Einige Neugeborene schreien mehr als andere. Die sogenannte Dreimonatskolik ist definiert als Schreien, das mehr als drei Stunden pro Tag anhält, mehr als drei Tage die Woche und insgesamt seit mehr als drei Wochen auftritt. Üblicherweise weint das Kind heftig und lässt sich kaum beruhigen. Es gibt mehrere Theorien zu der Frage, was da eigentlich dahintersteckt. Im Grunde aber ist die Ursache noch unbekannt – was die Eltern eines solchen Kindes letztlich noch mehr frustriert. Meist hören die Koliken nach etwa drei Monaten von selbst auf. Wenn Ihr Baby ein »Kolik-Kind« ist, dann sollten Sie unbedingt mit Ihrem Kinderarzt sprechen. Hier sind noch ein paar zusätzliche Tipps:

» **HOLEN SIE SICH HILFE.** Bestätigt der Arzt, dass Ihr Kind unter Koliken leidet, sollten Sie Freunde und Verwandte um Hilfe bitten. Lassen Sie Ihr Kleines in den Händen anderer und duschen oder schlafen Sie mal oder gehen Sie ein paar Schritte spazieren.

» **LEGEN SIE PAUSEN EIN.** Wenn Sie allein zu Hause sind und Ihr Baby ständig schreit, Sie aber dringend eine Pause brauchen, legen Sie es an einem sicheren Ort auf den Rücken. Achten Sie darauf, dass kein Spielzeug und keine Decken in der Nähe sind, sodass es nicht Gefahr läuft zu ersticken. Wenn Ihr Kind eine Kolik hat, wird es sowieso schreien, ob Sie es nun im Arm halten oder ob es im Bettchen liegt. Es ins Bettchen zu legen, gibt Ihnen Raum zum Durchatmen. Dann können Sie sich kurz sammeln, denn es ist seelisch eine echte Belastung, ein ständig schreiendes Kind im Arm zu halten. Legen Sie das Kind auch dann ins Bettchen, wenn Sie wütend sind. Genehmigen Sie sich eine Auszeit. Wenn sich der Zorn nicht legt, rufen Sie Freunde oder Angehörige an oder bitten Sie Ihren Arzt um Hilfe.

» **HAUTKONTAKT IST WICHTIG.** Es gibt keine wissenschaftlichen Studien, die dies belegen, doch Hautkontakt mit dem Baby hat auch viele andere Vorteile: Die Mutter-Kind-Bindung wird stärker, das Weinen lässt nach. Das Baby beruhigt sich und findet sich leichter ein in der hellen Welt außerhalb des Mutterleibs. Es ist also wirklich einen Versuch wert. Auch eine Babytrage kann sehr hilfreich sein.

» **WIE WÄR'S MIT EINEM TAPETENWECHSEL?** Ablenkung ist ein wohlerprobter »Geheimtipp«. Gehen Sie mit Ihrem Baby in der Trage oder im Kinderwagen spazieren. Mal was anderes zu sehen hilft – Ihnen und dem Kind!

Schlafen, wo man gerade geht und steht?

Eine der größten Herausforderungen ist, dass die meisten Babys es hassen, ausgestreckt zu schlafen. Am liebsten kuscheln sie sich an Mamis oder Papis Brust und fangen natürlich an zu brüllen, wenn man versucht, sie ins Bettchen zu legen.

Der Amerikanische Verband der Kinderärzte und die Vereinigung zur Vorbeugung des plötzlichen Kindstodes warnen davor, das Baby woanders schlafen zu lassen als in seinem Bettchen. Aber ist es nicht Unfug zu glauben, dass das Baby nie in Ihren Armen einschlafen wird? Absolut! Tatsächlich wird es an allen möglichen Orten schlafen, angefangen beim Autositz über die Babywippe bis hin zum Kinderwagen. Und ein schlafendes Kind im Arm zu haben fühlt sich nun mal wundervoll an. Trotzdem sollte man gewisse Vorsichtsmaßnahmen treffen, vor allem, was den Nachtschlaf angeht. Das Kind nachts in Ihren Armen oder auf Ihrer Brust schlafen zu lassen, kann tatsächlich sehr gefährlich werden. Ganz besonders, wenn Sie selbst dabei einschlafen.

Eine Babywippe kann Leben retten, aber auch hier sollten Sie Vorsicht walten lassen. Meist warnt der Hersteller auch davor, das Kind in der Wippe unbeaufsichtigt schlafen zu lassen. Tagsüber ist es einfach, das Kind in der Wippe zu beobachten. Wenn Ihr Kind aber nachts schreit, sobald Sie es ins Bettchen legen und Sie es nicht weiter im Arm halten können, weil Sie selbst schon einzunicken drohen, dann müssen Sie sich für das geringere von zwei Übeln entscheiden: ein schreiendes Baby im Bettchen oder ein schlafendes in der nicht ganz idealen Babywippe. Wofür Sie sich in diesem Fall entscheiden, liegt ganz allein bei Ihnen.

Ich erinnere mich noch gut, dass mein erstes Kind sich schlicht weigerte, irgendwo zu schlafen, wo es gerade ausgestreckt liegen konnte. Es schrie so sehr, dass es am Ende keine Luft mehr bekam und blau anlief. Das Einzige, was bei ihm Gnade fand, war der Rock 'n Play von Fisher Price. Natürlich gibt es auch hier Sicherheitsbedenken, was die Lage des schlafenden Kindes angeht, aber meiner Ansicht nach war es viel gefährlicher, wenn es ständig schrie und ich keinerlei Schlaf bekam. Ich konnte es einfach nicht so schreien lassen, und ich konnte es auch nicht im Arm halten, weil ich Angst hatte einzuschlafen und es dann möglicherweise zu ersticken. Und glauben Sie mir, ich schlief damals wirklich in jeder Lebenslage! Der einzig gangbare Weg war die Babywippe. Keine der beiden Alternativen konnte als hundertprozentig sicher gelten, aber die letztere fühlte sich einfach sicherer an. Ich vertraute schlicht auf meine mütterliche Intuition und traf diese Entscheidung. Die Tage vergingen, und ich legte die Kleine immer zuerst in ihrem Bettchen schlafen. Auf die Wippe griff ich nur im Notfall zurück. Am Ende akzeptierte sie sogar das Bettchen.

Schaffen Sie die Basis!

Neugeborene sind noch nicht reif für ein richtiges Schlaftraining, doch jetzt schon gute Schlafgewohnheiten einzuführen, macht sich später bezahlt. Legen Sie Ihr Kleines zum Beispiel immer zur selben Zeit schlafen. Ein schönes Schlafritual stimmt Ihr Baby auf die nahende Schlafenszeit ein. Und Sie können sich zusammen mit Ihrem Kind abends entspannen und den Alltag mal hinter sich lassen. Für Babys sollte das Ritual einfach und kurz sein: Füttern Sie es noch mal, singen Sie ihm ein Gutenachtlied vor und wiegen Sie es im Arm. Das genügt schon.

Und gewöhnen Sie sich daran, Ihr Kind wach ins Bettchen zu legen. Machen Sie nicht den Fehler, das Kind in den Armen in den Schlaf zu wiegen und erst dann ins Bett zu legen. Wenn Sie Ihr Kleines hinlegen und es fängt nicht zu schreien an, dann ist dies schon mal eine sehr gute Übung für später! Je mehr Übung das Baby darin bekommt, desto eher wird es sich an seinen gemütlichen Schlafraum gewöhnen. Ist es erst mal so weit, dann verbessert sich gewöhnlich auch das Schlafverhalten. Trotzdem sollten Sie in diesem Alter nichts zu erzwingen versuchen. Wenn Ihr Kleines weint, dann trösten Sie es. Schließlich ist es noch in der Übungsphase. Das Baby gibt den Ton an. Es wird Sie wissen lassen, wann es akzeptiert, wach ins Bett gebracht zu werden.

Letztlich müssen Sie die Neugeborenenphase einfach überstehen. Wirklich! Sie tun, was Sie können, aber der Schlafentzug, das Weinen (des Babys und Ihres – das ist schon okay, das machen wirklich alle frischgebackenen Eltern) und das ständige Füttern zerren an den Nerven. Doch die Neugeborenenphase ist glücklicherweise kurz und geht bald vorüber. In der Rückschau wirkt dann alles wie Friede, Freude, Eierkuchen. Aber bis es so weit ist, kommt es einem vor wie eine Ewigkeit. Ich verspreche Ihnen, dass es besser wird. Eines Tages werden Sie auf diese Zeit zurückblicken und über all den Unsinn lachen, den Sie angestellt haben, nur um Ihr Kleines zum Schlafen zu bringen. Ich lache heute noch, wenn ich daran denke, wie ich zu Alicia Keys durch die Küche tanzte und dabei den Ventilator laufen ließ, während ich meine schreiende Kleine im Arm hielt, die sich nur so beruhigen ließ. Oder wie ich sie jeden Tag um 17 oder 18 Uhr zur »verflixten Stunde« im Kinderwagen durch die Straßen schob und dabei peinlich genau darauf achtete, auch ja jede Unebenheit im Trottoir mitzunehmen, weil meine Tochter das Gerüttel mochte. Damals war es sehr schwer, auch nur einen winzigen Lichtfunken am Ende des Neugeborenentunnels zu sehen. Heute aber weiß ich, dass dies einfach ein Stadium ist, durch das wir alle müssen. Glücklicherweise geht es vorüber.

Häufig gestellte Fragen zum Schlaf von Neugeborenen

F: WIE BRINGE ICH MEIN BABY DAZU, LÄNGER ZU SCHLAFEN?

A: Ihr Kind hat noch keinen richtigen Schlaf-wach-Rhythmus, daher wird sein Tagesablauf letztlich von den Fütterungszeiten bestimmt. Deswegen müssen Sie vermutlich einfach abwarten, bis sein Verdauungssystem sich entwickelt hat. Sprechen Sie ruhig mal mit dem Kinderarzt darüber, wie Sie Ihr Kind am besten füttern sollten. Wenn Ihr Kleines tagsüber nicht genug trinkt, wird es nachts eher aufwachen.

F: MEIN BABY MAG DAS STECKKISSEN NICHT. WAS KANN ICH DA TUN?

A: Da ich als Schlafcoach für Babys Eltern berate, höre ich das immer wieder. Am besten ist es, Sie lenken Ihr Kind ab. Sobald Sie es ins Steckkissen gepackt haben, nehmen Sie es auf, wiegen es, raunen ihm etwas ins Ohr oder stellen Sie die Einschlafhilfe mit den Geräuschen an. Auch wenn Ihr Baby sich anfangs dreht und windet, wird es das Steckkissen am Ende akzeptieren, weil es sich darin sicherer fühlt.

F: SOLL ICH EINEN SCHNULLER VERWENDEN?

A: Schnuller können sehr nützlich sein, wenn es darum geht, ein Neugeborenes zu beruhigen. Studien zeigen auch, dass ein Schnuller das Risiko des plötzlichen Kindstodes mindert. Ich überlasse diese Entscheidung meist den Eltern, denn es gibt auch Gegenargumente. Manche Ärzte raten, den Schnuller erst dann einzuführen, wenn das Kind sicher an der Brust trinken kann. In manchen Fällen kann sich durch den Schnuller das Risiko für eine Mittelohrentzündung erhöhen. Wägen Sie das Pro und Kontra also selbst ab und informieren Sie sich entsprechend.

F: WANN KANN ICH DAMIT RECHNEN, DASS MEIN BABY NORMAL SCHLÄFT?

A: Manche Eltern geben gerne damit an, dass ihr Kind schon im Alter von zwei Wochen nachts durchgeschlafen hat, aber das ist weder üblich noch empfehlenswert. Die innere Uhr Ihres Kindes hat sich noch nicht ausreichend entwickelt und es kann beim Füttern nur eine gewisse Menge Milch aufnehmen. Daher ist es wichtig, dass Ihr Baby häufig aufwacht und nach der Brust verlangt. Nach etwa drei Monaten nimmt das allmählich ab. Doch die meisten Babys schlafen erst mit etwa vier Monaten nachts durch.

F: WIE VIELE NICKERCHEN SOLL MEIN KLEINES TAGSÜBER MACHEN?

A: So einige. Dafür gibt es keine Empfehlung, auch nicht für die Länge eines solchen Schläfchens. Manche dauern 20 Minuten, andere zwei Stunden.

SCHRITT 2:

Wie Sie eine schlaffördernde Umgebung schaffen

SOBALD SIE DIE ERSTEN DREI MONATE ÜBERSTANDEN HABEN, können Sie aufatmen und sich darauf konzentrieren, mit ein paar einfachen Verbesserungsmaßnahmen Ihrem Baby zu besseren Schlafgewohnheiten zu verhelfen. Ist der Raum so gestaltet, dass er zum Schlafen einlädt, wirkt sich das gewöhnlich schnell auf Ihr Kind aus. Aber natürlich müssen Sie dabei auch auf Sicherheit achten. Während meiner Beratungsstunden habe ich bemerkt, dass Eltern meist immer die gleichen Fehler machen. Also gucken wir uns doch zuallererst mal an, wie Sie eine sichere, schlaffördernde Umgebung für Ihr Kind gestalten können.

Sicheres Schlafen

Sicherheit geht vor – auch vor Ihrem Wunsch, dass Ihr Kind endlich durchschläft. Ihr Kind wird besser schlafen, wenn Sie ihm positive Schlafgewohnheiten beibringen, nicht weil es eine schicke Decke, die richtige Wippe oder ein Keil- beziehungsweise Seitenkissen bekommt. Solche Dinge helfen immer nur kurzfristig. Gesunde Schlafgewohnheiten aber nimmt Ihr Kind mit in seine lebenslange Zukunft! Hier sind meine Tipps für einen sicheren Babyschlaf:

DAS BETTCHEN BLEIBT LEER – VON EINEM FEST ANGEZOGENEN BETTTUCH MAL ABGESEHEN. Alle Spielsachen, Decken, Kissen oder sonstigen Bettwaren (Babynest) müssen raus. Ein »Babynest« beziehungsweise eine Bettumrandung wirkt zwar unglaublich sicher. In Wirklichkeit aber sind die Dinger ein echtes Sicherheitsrisiko, weil sie zum Erstickungstod führen können. Mancherorts sind sie daher bereits verboten. Ursprünglich sollten sie Kinder davor schützen, sich das Köpfchen zwischen den Gitterstäben des Betts einzuklemmen. Mittlerweile sind die Abstände zwischen den Stäben jedoch normiert und so schmal, dass diese Gefahr nicht mehr besteht. Viele Eltern denken, dass Bettumrandungen ihr Kind vor blauen Flecken schützen. Dieses Risiko wiegt aber gering verglichen mit der Gefahr, die solche Babynester bedeuten können: Erstickungstod, weil das Kind sich im Schlaf darin verfängt.

LEGEN SIE IHR BABY ZUM SCHLAFEN AUF DEN RÜCKEN. Am höchsten ist das Risiko, wenn das Kind auf dem Bauch liegt.

VERWENDEN SIE KEINE KEIL- ODER POSITIONSKISSEN. Es gibt keinerlei wissenschaftliche Belege dafür, dass Ihr Kind mit solchen Kissen sicherer schläft. Tatsächlich gab es auch hier schon Unfälle, bei denen Kinder mit dem Kopf nach unten auf dem Kissen lagen und erstickt sind.

LASSEN SIE DIE FINGER VON ALLEN PRODUKTEN, DIE ANGEBLICH IHR KIND VOR DEM PLÖTZLICHEN KINDSTOD BEWAHREN. Es gibt keinerlei klinische oder wissenschaftliche Belege, dass die auf dem Markt befindlichen Produkte wirklich helfen. Einige davon erhöhen das Risiko sogar noch.

VERMEIDEN SIE ÜBERHITZUNG. Packen Sie Ihr Kleines nicht zu stark ein. Achten Sie stets darauf, ob Ihr Baby rote Wangen hat, schwitzt oder sich heiß anfühlt. Dann ist ihm zu warm und es kann nicht schlafen.

TEILEN SIE MIT DEM BABY EIN ZIMMER, ABER NICHT DAS BETT. Wenn Ihr Kind im selben Zimmer schläft wie Sie, ist das Risiko des plötzlichen Kindstods deutlich geringer. Das Bett zu teilen hingegen kann äußerst gefährlich sein, endet es doch häufig in Stürzen oder Erstickungssituationen. Manche Eltern haben sich auch im Schlaf auf ihr Kind gelegt. Einige Eltern mögen das gemeinsame Schlafen im Bett oder finden es einfach bequemer. Die meisten allerdings machen es aus schierer Verzweiflung. Obwohl man auch hier einiges tun kann, um die Sicherheit des Kindes zu gewährleisten (zum Beispiel alle Decken und Kissen wegräumen, das Baby auf den Rücken legen und selbst kein Schlafmittel nehmen), kann es keine hundertprozentige Sicherheit geben. Wir können nicht kontrollieren, was unser Körper und unser Gehirn im Schlaf anstellen. Unser Bewusstsein ist lahmgelegt und in einzelnen Schlafphasen ist auch unser Körper wie gelähmt. Für das Baby ist dies potenziell gefährlich. Wenn Sie trotzdem so nah wie möglich bei Ihrem Kleinen schlafen wollen, dann gibt es da eine Möglichkeit: den »Arm's Reach Co-Sleeper«, den Sie im Internet bestellen können. Da schläft Ihr Baby genau auf Ihrer Höhe, aber in seinem eigenen Bettchen und folglich sicher.

Wie Sie den Schlafraum gestalten sollten

Im Dunkeln ist gut munkeln!

» Melatonin ist das Hormon, das uns und das Baby ein- und durchschlafen lässt. Licht aber stört die Melatoninproduktion. In einem abgedunkelten Raum schläft Ihr Kind besser.

» Lassen Sie das niedliche Nachtlicht weg, sodass es im Raum wirklich dunkel ist. Glauben Sie mir: Das ist besser. Ich habe Babys schon regelmäßig aufwachen sehen, weil das winzige Licht am Rauchmelder regelmäßig Signale aussandte. Wenn Sie auch solche Rauchmelder haben oder ähnliche Mini-Lichtquellen: Kleben Sie sie mit schwarzem Isolierband ab. (Achten Sie darauf, dass Sie nicht die Rauchsensoren verkleben!)

» Sobald Ihr Kind schlafen gelernt hat, wird es immer und überall einschlafen wollen. Manche Eltern sorgen sich, dass ihr Kind tagsüber nicht mehr einschlafen wird, wenn sie mit ihm das Haus verlassen. Gehören Sie auch zu dieser Gruppe, dann lassen Sie eine kleine Lichtquelle an, sobald sich die Schlafgewohnheiten Ihres Kindes verbessert haben.

Pst!

- Manchmal ist es schwierig, tagsüber Lärm zu vermeiden. Daher ist es ratsam, Einschlafhilfen mit Weißem Rauschen laufen zu lassen, welches mögliche Störungen überdeckt.
- Das Weiße Rauschen sollte ein durchgehendes Geräusch sein, das sich weder im Rhythmus noch in der Tonhöhe verändert, denn solche Veränderungen wecken das Kind häufig auf.
- Stellen Sie die Geräuschquelle nie neben das Ohr Ihres Kindes. Weißes Rauschen liefert den Puffer zwischen dem Umgebungslärm und dem Kind. Also stellen Sie die Einschlafhilfe nach Möglichkeit zwischen Ihrem Kind und der möglichen Lärmquelle auf. Und nicht direkt neben das Kind.
- Verwenden Sie ein Gerät für das Weiße Rauschen, das für Babys entwickelt wurde und daher sicher ist. Manche Geräte sind zu laut für die zarten Ohren eines Babys. Es gibt allerdings keine Forschungsarbeiten, die hier klare Richtwerte liefern. Fürs Kinderkrankenhaus jedenfalls werden 50 Dezibel empfohlen. Das ist doch immerhin schon ein Anhaltspunkt.
- Ich weiß, es ist verführerisch, aber bitte vermeiden Sie Musik vom Handy oder alles andere, was mit Licht oder Musik funktioniert. Sie wollen das Kind ja zum Schlafen anregen, nicht zum Spielen. Später werden wir uns mit ein paar Ausnahmen beschäftigen und auch mit den Sonderfällen, in denen diese Geräte gute Dienste leisten können.

Warm ist nicht gleich heiß

- Der Raum, in dem Ihr Baby schläft, sollte eine Temperatur haben, bei der sich auch ein Erwachsener wohlfühlt.
- Die Kleidung, die Ihr Kind beim Schlafen trägt, sollte höchstens aus einer Schicht bestehen, also nicht mehr, als auch ein Erwachsener tragen würde.

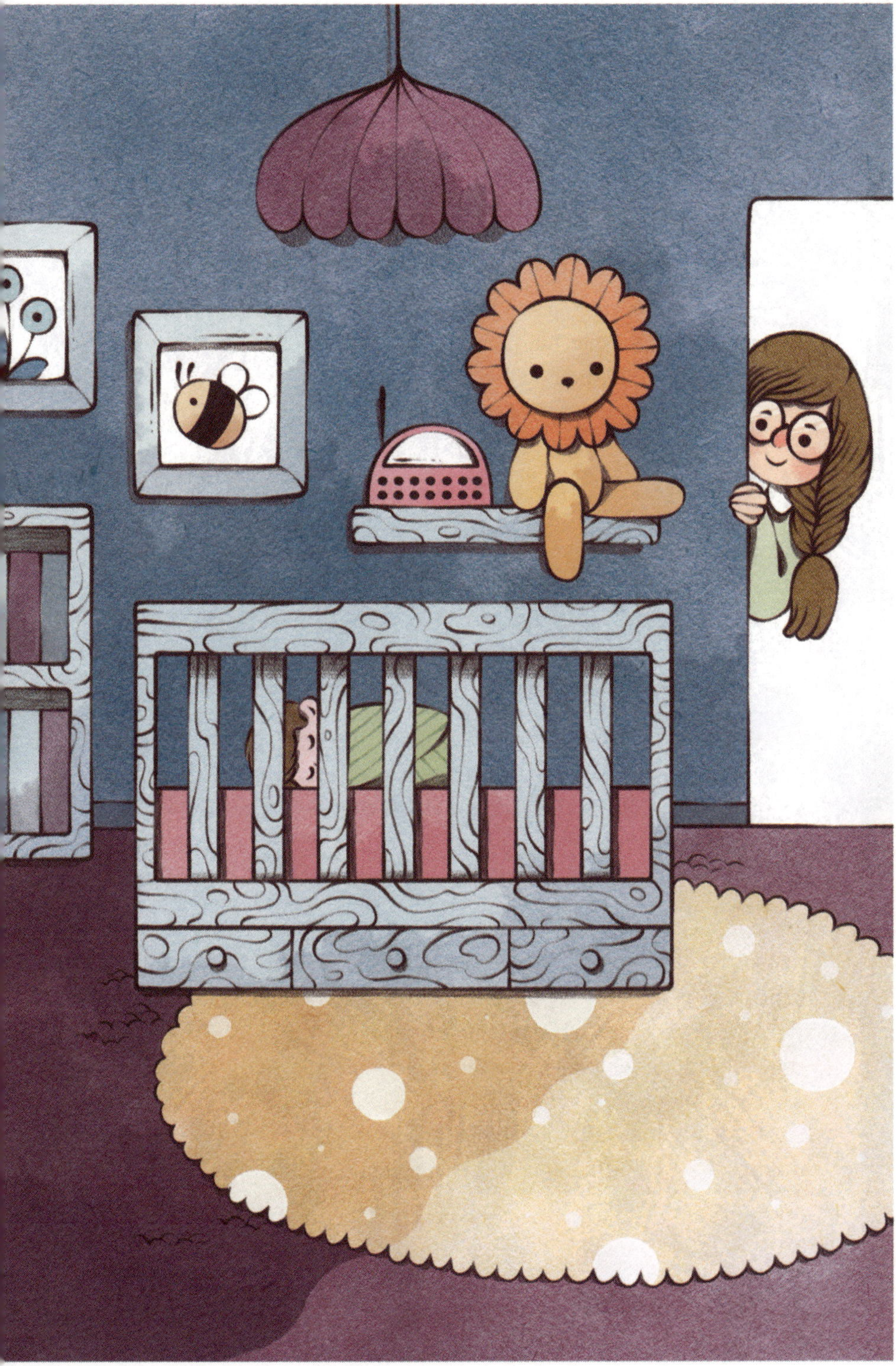

» Kein Häubchen! In der Klinik bekommt jedes Baby eine Mütze, weil der Kopf eines Neugeborenen feucht ist und daher leicht auskühlt. Das heißt aber nicht, dass auch Ihr Baby mit Mütze schlafen muss. Mützen sind häufig ein Grund dafür, dass es dem Kind zu heiß wird, weil die Temperatur ja weitgehend über den Kopf geregelt wird. Außerdem können sie herabrutschen und den Mund bedecken.

» Achten Sie auf Zeichen für übermäßige Erwärmung: rotes Gesicht, eine heiße Brust, heftiges Schwitzen. Übermäßige Wärme steigert das Risiko für plötzlichen Kindstod.

Gewöhnen Sie Ihr Kind an sein Bett

Während der ersten Lebensmonate hat Ihr Kind den Großteil seines Lebens vermutlich außerhalb seines Bettchens verbracht. Bei all den Nickerchen in der Babywippe, in Ihren Armen, im Auto und im Kinderwagen kann es schwierig werden, Ihr Kind dazu zu bringen, dass es sein Bettchen mag. Hier ein paar Vorschläge, die den Übergang erleichtern:

KLEINE SCHRITTE. Wenn Ihr Kind nicht daran gewöhnt ist, in seinem Bettchen zu liegen, wird es vermutlich sofort schreien, sobald Sie es hineinlegen. Also üben Sie des Öfteren für mehrere Minuten pro Tag. Sogar ein paar Sekunden ohne Geschrei sind schon hilfreich. Geben Sie nicht auf. Je mehr sich Ihr Kind an sein Bett gewöhnt hat, desto eher wird es dieses akzeptieren.

ABLENKUNG IST TRUMPF. Das ist überhaupt der beste Trick. Wenn Sie Ihr Kind lange genug ablenken können, hat es schon wieder einige Zeit geübt. Wie ich bereits sagte: Ich empfehle keine Handys mit Licht- oder Soundspielen – mit dieser einen Ausnahme. Wenn Sie Ihr Baby mit dem Handy dazu bekommen, ein paar Minuten ruhig im Bett zu liegen, dann machen Sie das! Ein Handy lässt sich schließlich leicht wieder entfernen, wenn Ihr Goldstück seinen Schlafplatz zu akzeptieren gelernt hat.

SICHERHEITS-CHECK

✓ Sicherheit hat oberste Priorität. Achten Sie also darauf, dass der Babyspiegel irgendwo festgemacht ist und damit nicht in Reichweite Ihres Kindes. Es gibt schöne Spiegel fürs Bettchen, die aus unzerbrechlichem Material bestehen und meist noch hübsch verziert sind.

VERWENDEN SIE EINEN SPIEGEL. Babys sehen nichts lieber als sich selbst im Spiegel. Solange sie noch klein sind, wissen sie nicht, was ihnen da entgegenblickt, aber das ist ihnen gewöhnlich auch schnurz und piepe. Ich habe viele Babys einschlafen sehen, während sie ihr Spiegelbild anguckten. Also nutzen Sie auch dies als Mittel zur Ablenkung.

LEGEN SIE IHR BABY INS BETT, WENN ES RUNDUM ZUFRIEDEN IST. Es muss noch nicht mal Schlafenszeit sein. Hauptsache, Ihr Baby ist glücklich. Wie wäre es nach dem Trinken? Wenn es weder hungrig noch müde ist, akzeptiert es den Schlafplatz eher.

KUCKUCK – DADA! Spielen Sie »Kuckuck, dada« mit Ihrem Kind, das lenkt auch ab. Außerdem hilft es Ihrem Kind, eine bessere Objektpermanenz zu entwickeln, was zwischen dem vierten und dem siebten Monat geschieht. Wenn Sie für einige Sekunden »verschwinden« und dann verlässlich wieder auftauchen, wird Ihr Baby die Sicherheit haben, dass Sie immer zurückkommen.

NOCH EIN TIPP! Hat Ihr Baby Probleme mit dem Einschlafen im Bettchen, dann ist Ihr Ziel zunächst nicht das Schlafen im Bett, sondern das *Sich-Wohlfühlen* im Bett. Machen Sie also ruhig schöne Dinge mit dem im Bett liegenden Baby, sodass es das Bett mit positiven Erlebnissen assoziiert. Legen Sie es ins Bett, während Sie Wäsche falten oder Staub saugen. Legen Sie Musik auf und haben Sie Spaß. Lesen oder singen Sie ihm etwas vor, während es im Bettchen liegt. Machen Sie, was immer Ihrem Kind gefällt. Mit der Zeit können Sie dann immer weniger spielen und ruhigere Dinge tun, die ein Teil des Schlafrituals werden können.

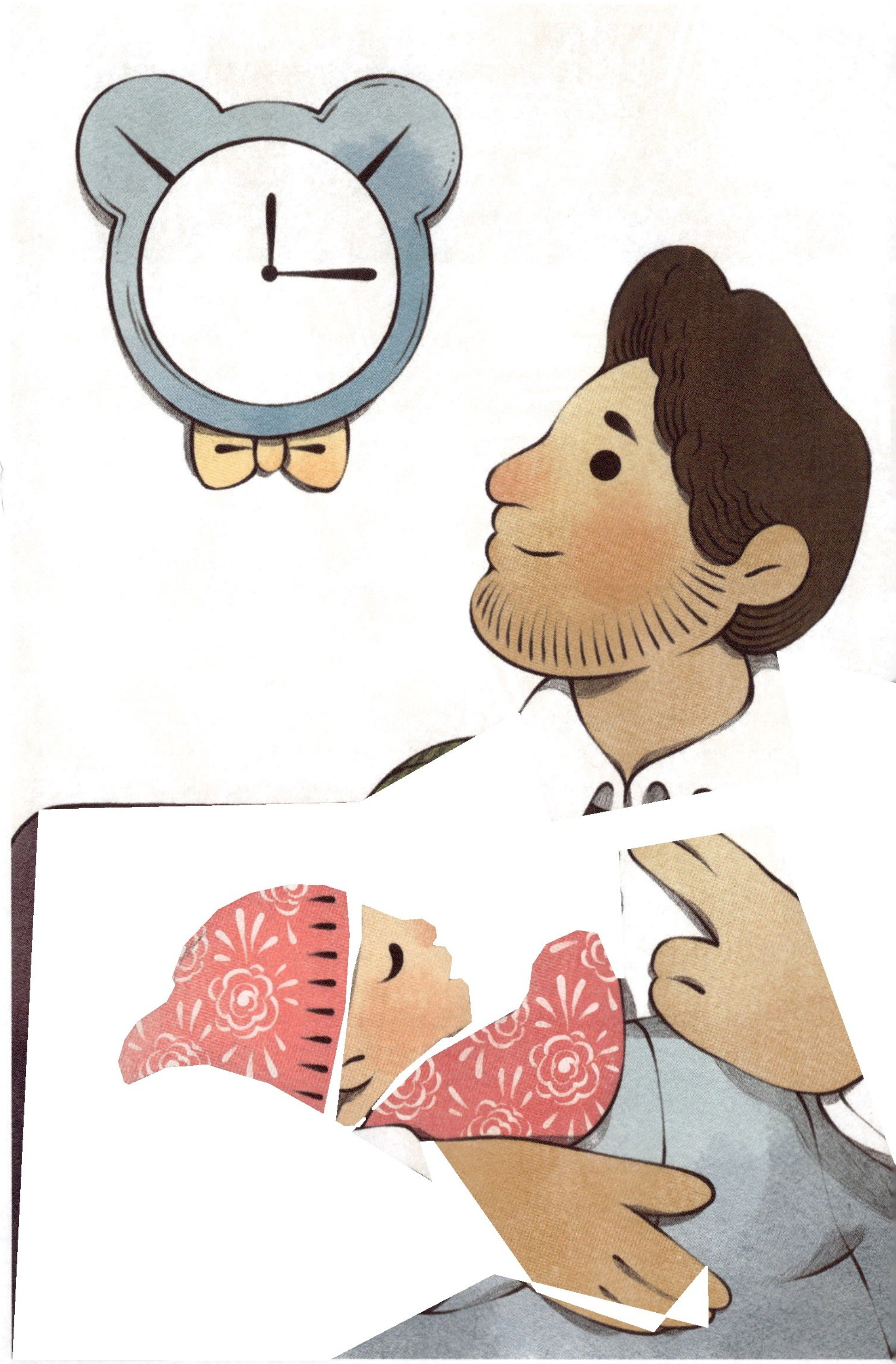

SCHRITT 3:

Ihr stärkster Verbündeter: Routine

ROUTINE MACHT DEN TAG VORHERSEHBAR. Ihr Baby weiß, wann bestimmte Dinge dran sind. Routine verringert seine Ängste, sodass es bereitwillig mitmacht, vor allem wenn es ums Einschlafen geht. Eine solche Routine könnte zum Beispiel folgendermaßen aussehen: Fütterung nach Anweisung des Kinderarztes, extra Zeiten für Spiel und Aktivität und dann natürlich Schlafenszeit, wobei der natürliche Rhythmus Ihres Kindes den Takt vorgibt.

Essen, spielen, schlafen

Ganz egal, wie alt Ihr Kind ist, sein Tag wird im Wesentlichen von drei Aktivitäten bestimmt: Essen, spielen und schlafen. Idealerweise behält man diese Ordnung bei, damit das Kind nicht immer erwartet, gefüttert zu werden, wenn es schlafen soll. Ein Baby, das zu diesem Zweck gefüttert wird, wacht gewöhnlich nachts auf und will wieder gefüttert werden. Füttern und Schlafen nicht miteinander in Verbindung zu bringen, ist ein kluger Schachzug, der zu positiven Schlafgewohnheiten führt.

So jedenfalls könnte der Stundenplan Ihres Kindes aussehen:

» 7.00 Uhr	Aufwachen!
» 7.30 Uhr	Essen
» 8.00–9.00 Uhr	Spielen
» 9.30–10.30 Uhr	Erstes Nickerchen
» 10.45 Uhr	Essen
» 11.15–12.30 Uhr	Spielen
» 13.00–14.00 Uhr	Zweites Nickerchen
» 14.15 Uhr	Essen
» 14.45–16.00 Uhr	Spielen
» 16.30–17.15 Uhr	Schlafen (kurz)
» 17.30 Uhr	Essen
» 17.45–18.45 Uhr	Spielen
» 19.00 Uhr	Essen
» 19.15 Uhr	Schlafritual
» 19.45 Uhr	Schlafen

Bitte befolgen Sie, was das Essen angeht, die Empfehlungen Ihres Kinderarztes.

NOCH EIN TIPP! Wenn Ihr Baby immer zu früh aus dem Schlaf erwacht, ob es sich nun um ein Nickerchen oder um den Nachtschlaf handelt, sollten Sie zwischen Aufwachen und Essen ein paar Minuten Spiel einlegen: Essen, spielen, schlafen, spielen – und das ständig wiederholen. So wird das Essen nicht mit dem Schlaf in Verbindung gebracht. Wenn ein Baby zu früh aufwacht, so meist deswegen, weil es weiß, dass nun seine allerliebste Lieblingsbeschäftigung kommt: essen. Hat das Baby aber verinnerlicht, dass es vor dem Essen etwas anderes tun muss, wird es nach dem Aufwachen einfach wieder einschlafen.

Anzeichen von Müdigkeit

Es ist wichtig zu erkennen, wann Ihr Kind müde wird, damit Sie das Zeitfenster nicht verpassen, in dem Sie es erfolgreich zu Bett bringen können. Legen Sie es hin, wenn es übermüdet ist oder noch nicht müde genug, dann gibt dies meist einen tränenreichen Kampf. Am besten bringen Sie Ihr Kleines zu Bett, wenn es gerade anfängt, müde zu werden. Ist es hingegen übermüdet, so produziert sein Körper Adrenalin und es reagiert mit Anspannung.

Üblicherweise ist ein Kind müde, wenn es

» sich die Augen reibt,
» gähnt,
» Zirkus macht,
» weint oder schreit und beides sich immer mehr in die Länge zieht,
» anfängt, sich weniger zu bewegen,
» aufhört zu spielen.

Feste Einschlaf- und Aufwachzeiten

Sie wollen anfangen, die innere Uhr Ihres Kindes zu stellen? Dann sollten Sie feste Zeiten fürs Einschlafen und Aufwachen einhalten. Wenn Ihr Kind jeden Tag zur selben Zeit einschläft und aufwacht, beginnt sein Körper, bestimmte Hormone zu produzieren, die es genau zu dieser Zeit einschlafen beziehungsweise aufwachen lassen. Das ist Teil der inneren biologischen Uhr Ihres Babys.

Das Kind an einem Abend um 18.30 Uhr und am nächsten um 21 Uhr zu Bett zu bringen, bringt diese innere Uhr durcheinander. Dann wird es Ihrem Kleinen schwerfallen, ein- beziehungsweise durchzuschlafen. Feste Zeiten fürs Einschlummern und Wachwerden einzuhalten, ist ein wichtiger Teil der neuen Schlafroutine Ihres Babys.

ALTER	NICKERCHEN AM TAG	SCHLAFENSZEIT TAGSÜBER	NACHTSCHLAF	SCHLAF INSGESAMT
NEUGEBORENES	mehrere	5–8 Std.	unterschiedlich	14–17 Std.
3 MONATE	4	2–4 Std.	10–12 Std.	14–17 Std.
6 MONATE	2–3	2–3,5 Std.	10–12 Std.	12–15 Std.
9 MONATE	2	2–3 Std.	10–12 Std.	12–15 Std.
12 MONATE	1–2	2–3 Std.	10–12 Std.	11–14 Std.
18 MONATE	1	2–3 Std.	10–12 Std.	11–14 Std.
24 MONATE	0–1	0–2 Std.	10–12 Std.	11–14 Std.

Trotzdem sollten Sie sich nicht verrückt machen mit den Schlafenszeiten. Eine Differenz von circa 30 Minuten zu den in der Tabelle angegebenen Zeiten macht gewöhnlich keinen Unterschied. Und wenn Ihr Baby an einem Sonntagmorgen gerne mal etwas länger schläft, dann lassen Sie es ruhig! Sie können ja dafür eines der Nickerchen kürzer machen.

Für Kinder über 3 Monaten bis ins Kleinkindalter liegt die ideale Zeit fürs Zubettgehen zwischen 19.00 und 20.30 Uhr, fürs Aufwachen zwischen 6.00 und 8.30 Uhr. Aber natürlich können Sie ganz nach Ihren Bedürfnissen planen. Diese Angaben sind nur Richtwerte für ein Leben in einer idealen Welt. Wir alle wissen, dass das mit den Idealen nicht immer hinhaut, aber das ist ganz in Ordnung so. Halten Sie diese Zeiten ein, wenn sie sich mit Ihrem Terminplan vereinbaren lassen. Wenn nicht, passen Sie sie an.

Neugeborene können sich noch nicht an feste Zeiten halten, weil ihre innere Uhr noch nicht ausreichend entwickelt ist. Gewöhnlich schlafen sie eher spät ein und haben Schwierigkeiten, am frühen Abend müde zu werden. Man kennt dies auch als »verflixte Stunde«. Es ist keineswegs selten, dass Neugeborene erst gegen 21.00 oder 22.00 Uhr einschlafen, manchmal noch später. Machen Sie sich keinen Stress und versuchen Sie auf keinen Fall, Ihr Kind früh zum Einschlafen zu bringen. Gehen Sie einfach mit. Mit der Zeit wird Ihr Baby dann die früheren Zeiten akzeptieren. Zwischen dem dritten und vierten Monat sollte es sich ans Einschlafen zwischen 20.00 und 20.30 Uhr gewöhnen.

Denken Sie sich ein Schlafritual aus

Schlafrituale bieten eine ganz wunderbare Gelegenheit für Sie und Ihr Kind, sich zu entspannen und Ihr inneres Band zu stärken. Außerdem ist es ein wichtiges Signal für Ihr Kind, das ihm sagt, dass jetzt Schlafenszeit ist. Wenn Ihr Baby weiß, was es erwartet, reduziert dies die Erwartungsspannung. Manche Babys freuen sich sogar auf ihr Schlafritual. Hier ein paar Tipps, wie Sie es gestalten können:

SPASS IST TRUMPF! Das Ritual sollte für Sie beide schön sein: Wiegenlieder, Gutenachtgeschichten, Knuddeln tragen dazu bei. Es zählt, was Sie beide gemeinsam genießen können.

NICHT ZU KURZ, NICHT ZU LANG. Ein sehr kurzes Ritual gibt Ihrem Kind nicht genug Zeit, sich zu entspannen. Ist das Ritual hingegen zu lang, verliert das Kind vielleicht das Interesse. Idealerweise dauert so ein Einschlafritual zwischen 20 und 25 Minuten. Für Neugeborene bis zu drei Monaten genügen auch 10 bis 15 Minuten.

SO EINFACH WIE MÖGLICH. Ich empfehle den Eltern, das Ritual so zu gestalten, dass sie es auch außer Haus zumindest teilweise durchführen können. Ist das Ritual zu kompliziert, lässt es sich vielleicht nicht durchführen, wenn Sie nicht zu Hause sind. Dann hat Ihr Kind noch mehr Schwierigkeiten beim Einschlafen, und Sie trauen sich nicht mehr aus dem Haus. Dabei haben Sie sich ein gelegentliches abendliches Ausgehen durchaus verdient.

BADEZEIT IST NICHT GLEICH SCHLAFENSZEIT. Ich trenne üblicherweise zwischen der Badezeit und der Schlafenszeit. Schon weil die meisten Babys nicht täglich gebadet werden müssen. Ihr Kind jeden Abend zu baden, weil das zum Ritual gehört, ist wirklich unpraktisch. Sie werden verrückt, wenn Sie das jeden Tag machen müssen! Also denken Sie sich ein hübsches Schlafritual (20 bis 25 Minuten) ohne Baden aus. Das können Sie auch dann ausführen, wenn Sie bei Freunden zu Gast sind und Ihr Kind nicht baden können. Wie bereits gesagt: Je einfacher, desto besser!

EXTRA-INFO: AUSGEHEN

Sie können ruhig ausgehen und über die Schlafenszeit hinaus wegbleiben. Jeden Abend um 19.00 Uhr zu Hause sein zu müssen, macht das beste Sozialleben kaputt. So streng müssen Sie nicht sein. Es wird Ihrem Kind auch dann gut gehen, wenn es mal später einschläft, zum Beispiel auf dem Weg nach Hause im Auto. Wenn Sie wissen, dass Sie länger aufbleiben, nehmen Sie die Schlafsachen Ihres Kindes mit, füttern Sie es zur gewohnten Zeit und sprechen Sie dann das Zauberwort: »Zeit zum Schlafen!« Dann legen Sie Ihr Kleines dort schlafen, wo Sie gerade sind. Zu Hause legen Sie es dann in sein Bettchen, ohne nochmals das Schlafritual zu machen.

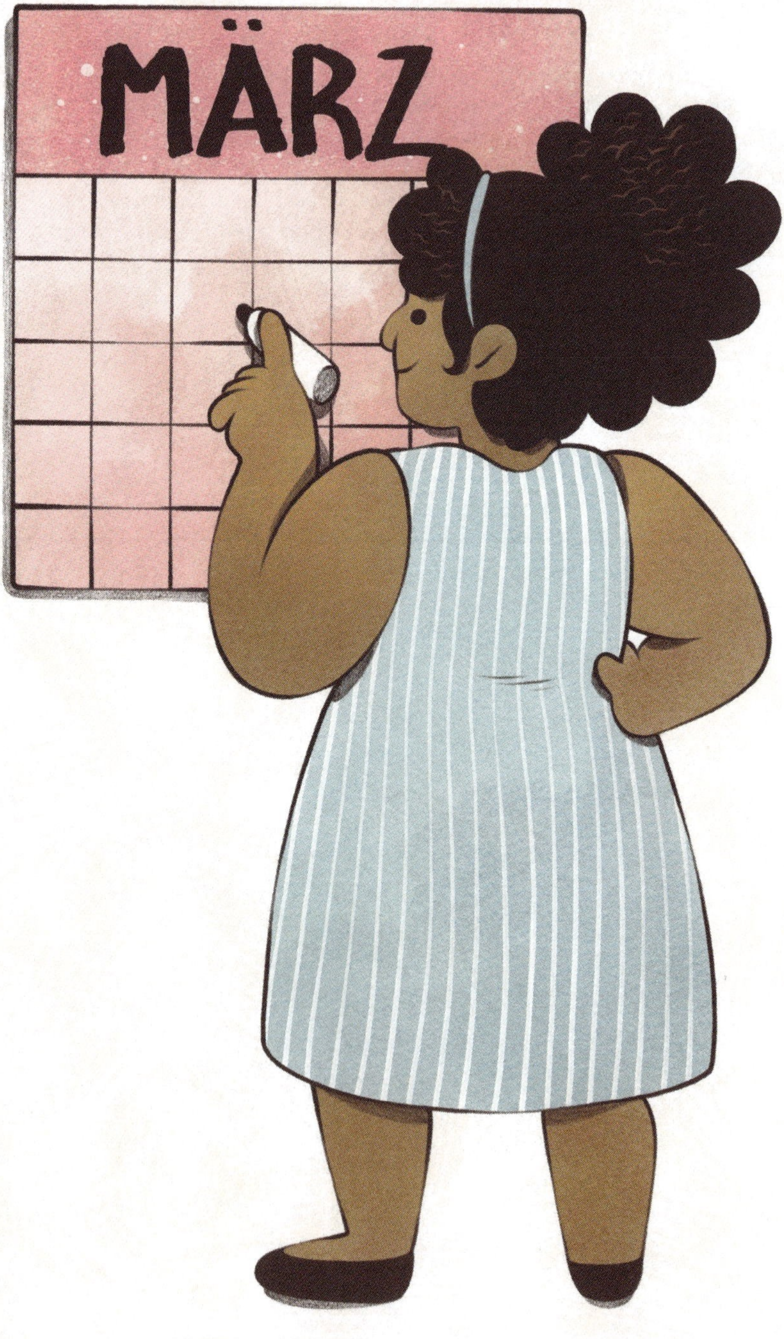
MÄRZ

SCHRITT 4:

Den richtigen Zeitpunkt wählen

DEN RICHTIGEN ZEITPUNKT für das Schlaftraining zu wählen, kann genauso schwierig sein wie die Entscheidung für eine Urlaubsreise mit Ihrem Kleinen. Aber so viel Sie auch überlegen mögen, es wird nie den hundertprozentig perfekten Moment geben. Irgendetwas kommt immer dazwischen – trotzdem verschieben Sie Ihren Urlaub nicht! Genauso ist es mit dem Schlaftraining: Es gibt dafür einfach keinen idealen Zeitpunkt, höchstens einen besseren.

Sobald Sie einen Zeitpunkt festgesetzt haben, schaufeln Sie dafür Platz in Ihrem Terminkalender frei. Und bereiten Sie sich gut vor mithilfe der Informationen, die ich Ihnen dazu liefere. Dann wissen Sie, was Sie zu tun haben und wann. Und Sie bleiben optimistisch, auch wenn sich die eine oder andere Herausforderung einstellt.

Entscheiden Sie, wann Sie bereit sind

Nicht jedes Baby braucht ein Schlaftraining. Manche sind einfach geborene Gutschläfer. Ja, ich weiß: Kaum zu glauben, aber ein kleiner Prozentsatz der Kinder lernt ganz von selbst, gut zu schlafen. Manche Babys füttert man, wiegt sie oder hält sie in den Armen – und dann schlafen sie fest die ganze Nacht über. Wenn Ihr Baby zu den Gutschläfern gehört, dann brauchen Sie vielleicht gar kein Schlaftraining. Sie müssen das nicht machen, bloß weil der Großteil der anderen Eltern das macht. Vielleicht haben Sie ein Kind, das von Natur aus wunderbar schläft. Dann sollten Sie es einfach genießen, dass jedermann Sie darum beneidet!

Viele Babys, die ein Schlaftraining brauchen, haben gelernt, sich auf Hilfsmittel zum Einschlafen zu verlassen: gewiegt oder geschaukelt werden, Autofahrten, Lichtspiele am Handy, Hoppe-hoppe-Reiter oder gar eine extra Fütterung. Ob ein Baby ein Schlaftraining braucht oder nicht, hängt häufig davon ab, wie sehr es sich auf seine Extras verlässt. Ein Kind, das zum Schlafen Hilfsmittel braucht (was viele Babys tun), will sie zum Einschlafen haben ... auch wenn es nachts aufwacht. Es kennt einfach keinen anderen Weg. Wenn dies auch auf Ihr Kind zutrifft, braucht es vermutlich ein Schlaftraining, um diese Abhängigkeit zu durchbrechen.

Ein paar Anzeichen gibt es, die darauf hindeuten, dass Ihr Kind fürs Schlaftraining bereit ist:

» Ihr Kind ist mindestens fünf Monate alt.

» Ihr Kind wacht mehrmals pro Nacht auf und braucht Unterstützung, um wieder einzuschlafen.

» Ihr Kind wacht häufig auf und bekommt nicht genug Schlaf.

» Ihr Baby ist ständig übermüdet und quengelig. Es wirkt, als bräuchte es mehr Schlaf.

» Sein Nickerchen ist zu kurz. Es schläft auch tagsüber nicht problemlos ein.

» Sie sitzen zur Schlafenszeit immer länger mit Ihrem Kind da, um es zu wiegen, herumzutragen oder zu füttern. Und Sie müssen das Ganze von vorn beginnen, wenn Ihr Baby beim Ablegen aufwachen sollte.

» Ihr Kind hat Schlafprobleme.

» Ihr Kinderarzt sagt, dass Ihr Kind nachts nicht mehr gefüttert werden muss, doch ohne Füttern schläft es nicht ein.

EXTRA-INFO: ELTERNSCHLAF

Natürlich schlafen auch Sie nicht, wenn Ihr Kind nicht schläft. Dann sind Sie übermüdet, gereizt und mit Ihrem Latein am Ende. Die einfachsten Dinge scheinen Ihnen schwierig. Statt an Ihrem Kind Freude zu haben, erleben Sie es als Plage. Mit anderen Worten: Sie fühlen sich nicht gerade als tolle Mutter oder toller Vater.

Eine wissenschaftliche Studie aus jüngerer Zeit zeigt, dass Ihre kognitiven und motorischen Fähigkeiten denen eines Betrunkenen gleichen, wenn Sie nicht genug Schlaf hatten! Ausreichend Schlaf zu bekommen, ist also sowohl für Ihr körperliches wie auch für Ihr seelisches Wohlbefinden wichtig. Das Beste, was Sie jetzt für sich und Ihr Baby tun können, ist, ihm gesunde Schlafgewohnheiten beizubringen. Bitten Sie Ihren Partner doch vorher, für Sie einzuspringen, damit Sie ein bisschen Schlaf nachholen können. Oder wechseln Sie sich während des Trainings nächteweise ab. Vielleicht rufen Sie ja auch Ihr »Dorf« zu Hilfe – Angehörige und Freunde, die auf Ihr Kleines achten, während Sie sich tagsüber mal ein Nickerchen gönnen. Und noch ein Rat zu guter Letzt: Gehen Sie zu Bett, sobald Ihr Kind eingeschlafen ist. Meist ist die erste Schlafphase nämlich die längste. Das sollten Sie nutzen!

Kein Schlaftraining in schwierigen Zeiten

Es gibt keinen »idealen« Zeitpunkt fürs Schlaftraining. Es wird immer das eine oder andere Problem geben oder plötzliche Entwicklungen, die das Training zur Herausforderung werden lassen: Wachstumsschübe, der Drang Ihres Kindes, Neues auszuprobieren, Trennungsängste und so weiter. Doch deswegen sollten Sie das Schlaftraining nicht auf die lange Bank schieben. Wenn Sie vorhaben sollten zu warten, bis dem Training wirklich gar nichts mehr im Wege steht, werden Sie warten bis zum Sankt-Nimmerleins-Tag! Ihr Kind entwickelt sich in diesen Monaten rasant, daher wird IMMER irgendetwas nicht ideal sein. Doch wenn Sie Ihrem Kleinen gute Schlafgewohnheiten beibringen, wird es diese Dinge viel besser meistern.

Da ich ja als Schlafcoach für Babys und ihre Eltern tätig bin, kann ich aus Erfahrung sagen: Eltern, die mit ihrem Kind mein Schlaftrainingsprogramm durchlaufen haben, berichten danach meist, dass es keine Rückfälle gibt und das Kind auch andere Entwicklungshürden spielend nimmt. Sobald Babys einmal gelernt haben, gut zu schlafen, haben sie die nötigen Fähigkeiten, die ihnen helfen, schwierige Zeiten zu meistern.

Natürlich sollten Sie achtsam sein, was bestimmte Entwicklungsstadien Ihres Kindes angeht, damit Sie ihm in diesen Zeiten noch mehr Trost, Liebe und Aufmerksamkeit schenken können als sonst. Aber lassen Sie das Schlaftraining nicht außer Acht, denn meiner Erfahrung nach verschärfen Schlafprobleme sich mit der Zeit. Wenn Ihr Baby allerdings krank ist und sich nicht wohlfühlt, empfehle auch ich, das Schlaftraining noch ein wenig zu verschieben. Es wäre einfach unfair, von Ihrem Kind zu erwarten, dass es gut schläft, wenn es krank ist.

SCHLAFTRAINING WANN?	KEIN SCHLAF-TRAINING	UNTER UMSTÄNDEN	SUPER ALTER	SCHWIERIGES ALTER
0 BIS 2 MONATE	X			
3 BIS 4 MONATE		X		
5 BIS 7 MONATE			X	
8 BIS 10 MONATE				X
11 BIS 12 MONATE				X
18 BIS 24 MONATE				X

Diese Tabelle zeigt Ihnen, wann Sie Ihr Kind am besten ins Schlaftraining einführen. Dazu im Folgenden noch ein paar Anmerkungen zu den einzelnen Altersgruppen. Vor allem eines: Dass Ihr Kind in einem für das Schlaftraining schwierigen Alter ist, heißt nicht, dass Sie darauf verzichten sollten. Legen Sie ruhig los und sorgen Sie dafür, dass die schlechten Schlafgewohnheiten Ihres Kindes sich nicht noch stärker verwurzeln können. Ansonsten wird es nur noch schwieriger, sie abzulegen.

0 bis 2 Monate

» Das Baby ist noch zu klein für ein formelles Schlaftraining. Konzentrieren Sie sich lieber auf die Tipps im Kapitel »Wie Sie die ersten drei Monate überleben«.

» Es kann zwischen sechs und acht Wochen dauern, bis Ihr Kind Tag und Nacht nicht mehr durcheinanderbringt.

» Der Schlaf-Wach-Zyklus Ihres Kindes entwickelt sich erst ab der sechsten Lebenswoche. Kinder zwischen drei und sechs Monaten haben einen regelmäßigen Tag-Nacht-Rhythmus.

» Ihr Baby produziert erst im Alter von zwei bis drei Monaten genug Melatonin. Vorher fällt es ihm schwer, Tag und Nacht zu unterscheiden.

» In dieser Zeit legt Ihr Baby auch die drei ersten großen Wachstumsschübe hin (mit einer Woche, drei Wochen und sechs Wochen). Stellen Sie sich zu dieser Zeit darauf ein, dass Sie mehr füttern und folglich auch öfter nachts wach sein müssen.

3 bis 4 Monate

» Hier können Sie es mit ersten Ansätzen eines Schlaftrainings versuchen, wenn das Kind danach nicht zu weinen anfängt. Trösten Sie es, statt es schreien zu lassen. Wenn Ihr Baby diese ersten Schritte annimmt, ohne zu weinen: klasse! Wenn nicht, dann versuchen Sie es in ein paar Wochen nochmals.

» Die erste Schlafregression fällt in diesen Zeitraum. Wenn ein Baby eine neue Fähigkeit erwirbt (zum Beispiel auf dem Bauch liegen), dann wird es diese jede Nacht üben wollen. Sie können dem entgegenwirken, wenn es tagsüber die Möglichkeit dazu hat.

» In diesen Zeitraum fällt außerdem die Drei-Monats-Wachstumsphase.

5 bis 7 Monate

» Das ist ein super Alter fürs Schlaftraining. Ihr Baby hat die Neugeborenenphase hinter sich gelassen und ist beweglicher. Es kann sich eine bequeme Schlafposition aussuchen. Die meisten Fachleute gehen im Übrigen davon aus, dass Kinder über sechs Monate keine nächtlichen Fütterungen mehr brauchen. (Bitte sprechen Sie darüber aber mit Ihrem Kinderarzt.)

» Babys genießen es, alle möglichen Körperhaltungen und andere neu erlernte Fähigkeiten durchzuprobieren, vor allem, wenn man sie zum Schlafen hinlegt. Das hört auf, sobald Ihr Kind diese Fähigkeit »intus« hat.

» Auch die Sechs-Monats-Wachstumsphase kann zu Schlafstörungen führen.

8 bis 10 Monate

» Das ist ein schwieriges Alter fürs Schlaftraining. Trotzdem sollten Sie nicht darauf verzichten. Trösten Sie Ihr Kind aber eher mehr als weniger, wenn Sie damit beginnen.

» Das Krabbeln führt häufig zur zweiten Schlafregression. Babys probieren gerne aus, was sie schon können, natürlich auch das Krabbeln. Und am liebsten tun sie das im Bettchen oder im Schlaf.

» Die Objektpermanenz ist mittlerweile gut entwickelt. Ihr Kind weiß also, dass die Dinge nicht verschwinden, wenn sie außer Sicht sind. Wenn es nachts aufwacht, vermisst es Sie vielleicht und sucht nach Ihnen.

» Trennungsängste sind in diesem Alter am stärksten ausgeprägt. Manchmal hindert das Ihr Kind am Ein- und Durchschlafen, vor allem, wenn Sie von einer Feier zurückkommen, bei der Ihr Kind viele fremde Gesichter gesehen hat.

» Es wird Zeiten geben, in denen Sie Ihr Kind zur Ruhe betten und es einfach wieder aufsteht! Auch hier übt Ihr Kind nur. Also kein Grund zu verzweifeln! Ihr Kleines übt, bis es das Gefühl hat, diese Fähigkeit verinnerlicht zu haben.

11 bis 12 Monate

» In diesem Alter werden die Kinder meist durch das Sprechenlernen abgelenkt. Gelernte Worte gehen ihnen durch den Kopf und sie sprechen sie aus, obwohl sie ja eigentlich schlafen sollten.

» Ein weitere häufige Schlafregression stellt sich im Alter von zwölf Monaten ein. Da lernen Kinder zu gehen oder gar zu klettern. Diese enorme körperliche Entwicklung wirkt sich häufig auch auf ihre Schlafgewohnheiten aus.

18 bis 24 Monate

» In diesem Alter testen Kinder uns gewöhnlich aus. Sie entdecken, dass alles, was sie tun, auf uns eine Auswirkung hat. Vielleicht weigert sich Ihr Kind zu schlafen, nur um zu sehen, wie Sie darauf reagieren.

» Aus diesem Grund ist das Schlaftraining in diesem Alter meist ein Kampf. Trotzdem empfehle ich es, denn Schlafstörungen können sich schnell zu Langzeitproblemen entwickeln, wenn man sie ignoriert.

Keine Termine!

Wie bei allen anderen Dingen werden Sie auch beim Schlaftraining mehr Erfolg haben, wenn Sie genügend Zeit dafür haben. Hier ein paar wichtige Punkte:

BEGINNEN SIE AN EINEM WOCHENENDE. Häufig sind die ersten Nächte die schlimmsten, daher ist das Wochenende eine gute Zeit zum Anfangen, vor allem, wenn Sie wochentags andere Verpflichtungen haben. Es läuft einfach stressfreier, wenn man weiß, dass man nicht unbedingt früh aufstehen muss, um zu einer bestimmten Zeit an einem anderen Ort zu sein.

VERSCHIEBEN SIE DAS SCHLAFTRAINING, WENN SIE VERREISEN WOLLEN. Das Letzte, was Sie sich wünschen, ist doch, nach all der harten Arbeit beim Schlaftraining Ihr Kind unvermeidlich in alte Gewohnheitsmuster zurückfallen zu lassen, weil es auf Reisen nun mal schlecht schläft. Sobald Ihr Baby das Schlaftraining verinnerlicht hat, ist das Reisen ein Kinderspiel. Aber wenn Sie noch dabei sind, dafür die Grundlagen zu schaffen, sollten Sie nicht gleich verreisen müssen.

PLANEN SIE KEINE VERABREDUNGEN. Während der ersten Woche des Schlaftrainings sollten alle Babykurse oder Spieltermine abgesagt werden, wenn sie in die Schlafenszeit fallen. Gerade am Anfang sollten Sie die von Ihnen festgelegten Zeiten strikt einhalten. Babys finden solche Treffen meist aufregend, was dazu führt, dass sie noch schlechter einschlafen. Die erste Woche ist die wichtigste. Während dieser Tage legen Sie die Grundfesten für gute Schlafgewohnheiten. Wenn Sie die Wahl haben, können Sie die Fundamente weiter festigen, indem Sie noch eine Woche zu Hause bleiben.

SCHRITT 5:

Vorbereitung auf die sieben Tage

BALD IST ES SO WEIT: Die große Woche kann beginnen. Mit einer gründlichen Vorbereitung legen Sie den Grundstein für Ihren Erfolg. Machen Sie aus dem Kinderzimmer eine wirklich schlaffreundliche Umgebung. Weihen Sie alle wichtigen Leute ein (Partner, Omas, Kindermädchen und so weiter), damit Ihr Team am selben Strang zieht. Sprechen Sie mit Ihrem Kinderarzt über das Schlaftraining. Wenn Ihr Kind tagsüber nicht zu Hause versorgt wird, fragen Sie die Leute in der Kita, ob sie mitmachen können.

Im nächsten Schritt setzen wir uns ein Ziel für das Schlaftraining, stellen gemeinsam einen Plan auf und machen uns bewusst, warum wir das Ganze überhaupt in Angriff nehmen: um ein glückliches, ausgeruhtes Baby zu haben und selbst ein glücklicher, ausgeruhter Mensch zu werden.

Setzen Sie sich ein Ziel

Was soll Ihr Schlafziel sein? Ist es denn auch realistisch? Sind Sie zufrieden, wenn Sie nur noch ein- oder zweimal die Nacht füttern müssen? Oder ist Ihr Ziel eher, dass Ihr Kleines nachts durchschläft? Wünschen Sie sich, das Kind nicht mehr jede Nacht eine Stunde lang herumtragen zu müssen? Das Ziel im Hinterkopf zu behalten, hilft Ihnen, mit Ihren Erwartungen besser fertigzuwerden. Damit rückt Ihr Ziel schnell in greifbare Nähe. Aber natürlich muss das Ziel auch erreichbar sein, denn nur so sehen Sie Fortschritte.

Hier einige Beispiele für realistische und messbare Schlaftrainingsziele:

WENIGER HÄUFIGES AUFWACHEN. Weniger oft aufstehen zu müssen, ist doch auf jeden Fall ein Fortschritt. Wenn Sie ein Baby, das bislang viermal pro Nacht aufwachte, dazu bringen, sich nur noch zweimal zu melden, dann ist das eine prima Sache. Ein erreichbares Ziel, das weniger Druck für Sie und Ihr Kind bedeutet. Und das Hoffnung macht, dass in Zukunft weitere Ziele realisierbar sind.

WENIGER PROTEST BEIM ZUBETTGEHEN. Wenn Ihr Baby sich allmählich an seinen Stundenplan gewöhnt, wird es die Routine akzeptieren. Dann wird es auch weniger weinen und protestieren. Am Ende schläft es mit Sicherheit ohne viel Zirkus ein. Auch das Ziel, den Widerstand des Kindes zu verringern, ist gut erreichbar.

KÜRZERE EINSCHLAFZEITEN. Wenn ein Baby nicht gut schläft, schlechte Schlafgewohnheiten hat oder einen kaum strukturierten Tagesablauf, dann braucht es gewöhnlich einige Zeit zum Einschlafen. Da Sie ja daran arbeiten, die Schlafgewohnheiten Ihres Kindes zu verändern, werden Sie bald merken, dass Ihr Kleines schneller und leichter einschläft. Ein super Ziel!

WENIGER UNTERSTÜTZUNG BEIM EINSCHLAFEN. Sie wünschen sich, dass Ihr Kind bald von selbst einschläft und Sie immer weniger Zeit aufwenden müssen, um es in den Schlaf zu wiegen. Wenn Sie bisher 45 Minuten lang am Kinderbett verbracht haben, ist es ein Riesenschritt, wenn sich diese Zeit auf 15 Minuten verkürzt. Auch dies ist ein Ziel, das sich problemlos erreichen lässt.

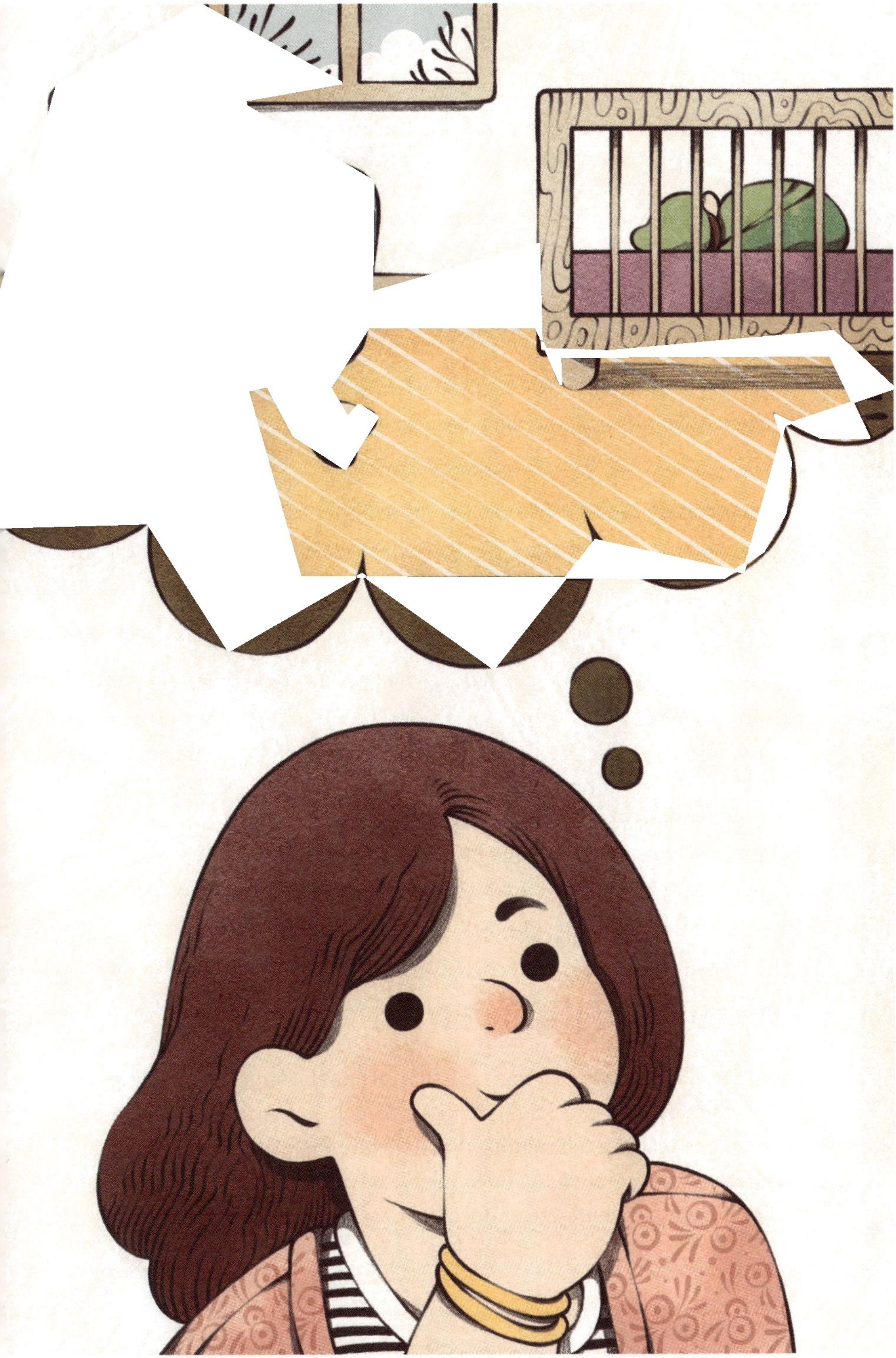

NOCH EIN TIPP! Von allen Schlaftrainingszielen ist »weniger Unterstützung beim Einschlafen« das, was die Eltern am meisten frustriert. Doch die Vorstellung, dass man beim Schlaftraining das Kind am ersten Tag ins Bett legt und es dann ganz von selbst einschläft, ist unsinnig. Das selbstständige Einschlafen ist ein Prozess, der erlernt werden will. Es dauert ein paar Nächte, bevor Sie Ihr Kind ohne Geschrei ins Bett bringen können. Bleiben Sie realistisch, auch wenn Sie am Ende Ihrer Kräfte und vollkommen verzweifelt sind. Wenn Sie sich ein hochgestecktes Ziel setzen, werfen Sie eher das Handtuch und haben keine Chance, die ersten Verbesserungen zu erleben. Wenn Sie mit dem Schlaftraining beginnen, machen Sie sich klar, dass ein realistisches Ziel – dem Baby weniger Unterstützung beim Einschlafen geben zu müssen – schneller erreicht werden kann als das Maximalziel: Mein Kleines soll jetzt sofort ganz allein in den Schlaf sinken.

Machen Sie einen Plan

Ein sinnvoller Plan ist das A und O des Schlaftrainings. Im nächsten Abschnitt – »Während der sieben Tage« – werde ich Ihnen einen solchen Plan vorstellen. Dieser Plan ist als Richtlinie gedacht. Ändern Sie ihn ab, sodass er zu Ihren Zielen und zu Ihrem familiären Alltag passt. Doch auch die Änderungen sollten Sie sich vorher überlegen, damit Sie während des Schlaftrainings so konsequent wie möglich bleiben können. Ihre Konsequenz signalisiert dem Kind, was es zu erwarten hat. Dann gibt es weniger Tränen, und das Kind lernt auch schneller.

Weihen Sie Ihr Team ein

Wenn Sie mit Ihrem Partner an dem Plan arbeiten, dann ist es wichtig, dass Sie beide am selben Strang ziehen und sich absprechen. Mangelnde Konsequenz macht das Training nur frustrierender. Wenn der Vater sich beispielsweise bemüht, das Kind ohne Fütterung zum Schlafen zu bringen, und Mami dann kommt und es doch lieber stillt, dann war die väterliche

EXTRA-INFO: GESCHWISTER

Eltern fürchten häufig, dass während des Schlaftrainings ihre anderen Kinder keinen Schlaf finden könnten, vor allem, wenn diese sich mit dem Baby einen Raum teilen. Meiner Erfahrung nach lassen sich ältere Kinder davon meist nicht stören. Außerdem werden die Störungen bald aufhören. Im Normalfall schlafen nach wenigen Nächten alle deutlich besser. Die Angst davor, andere Familienmitglieder zu wecken, zieht das Schlaftraining nur in die Länge. Manchmal hält sie die Eltern gar davon ab, damit anzufangen. Problematisch daran ist, dass das nächtliche Erwachen davon ja nicht aufhört. Auf Dauer wird die Familie also eher länger wach gehalten als in den paar Nächten des Schlaftrainings. Stellen Sie sich nur mal vor, Ihr Fünfjähriger will nun jede Nacht bei Ihnen schlafen! Die Angst, Ihre anderen Kinder könnten geweckt werden, sollte Sie nicht davon abhalten, dem jüngsten Familienmitglied gute Schlafgewohnheiten zu vermitteln. Wenn Sie die Möglichkeit haben, legen Sie das Kind, das Schlaftraining braucht, in einem anderen Raum schlafen. Doch wenn nicht, machen Sie sich keine Sorgen: Alle werden das Schlaftraining überleben und am Ende gesund und munter daraus hervorgehen.

Mühe umsonst. Sprechen Sie also darüber, wie Sie bestimmte Situationen handhaben wollen. Dann verfolgen Sie beide eine Linie und geben Ihrem Kleinen keine widersprüchlichen Signale.

Über diese Dinge sollten Sie reden:

- Wer bringt das Kind abends ins Bett?
- Wer steht nachts auf, wenn es wach wird? Hat es Sinn, sich abzuwechseln?
- Wie genau wollen Sie damit umgehen, wenn das Kind nachts aufwacht?
- Haben Sie einen Plan B, wenn das Kind nachts nicht einschlafen will?
- Wann macht jeder Pause?
- Wann hören Sie für diese Nacht auf?

SICHERHEITS-CHECK

✓ Sprechen Sie auf jeden Fall mit Ihrem Kinderarzt über das Schlaftraining. Schildern Sie ihm, was Sie vorhaben, und holen Sie seine Zustimmung ein. Auch sollten Sie fragen, ob es in Ordnung ist, das nächtliche Füttern allmählich zu reduzieren. Ihr Kinderarzt wird wissen, wie sich Ihr Kind entwickelt und ob es das nächtliche Füttern noch braucht. Doch selbst wenn es ein- bis zweimal pro Nacht gefüttert werden muss, sollte Sie das nicht davon abhalten, ihm gesunde Schlafgewohnheiten beizubringen. Wir gehen darauf im Rahmen des Sieben-Tage-Plans noch genauer ein. Bis dahin fragen Sie Ihren Kinderarzt, damit Sie unnötiges Weinen vermeiden, wenn Ihr Baby schlicht Hunger hat. Wenn Sie während des Schlaftrainings das Gefühl haben, Ihr Kind könnte hungrig sein, dann sollten Sie es auf jeden Fall füttern.

Machen Sie sich klar, was Sie leisten können

Es kann schwierig werden, Ihrem Baby gesunde Schlafgewohnheiten zu vermitteln. Schließlich werfen Sie damit seinen ganzen Tagesablauf um und gewöhnen es an einen neuen. Sehen Sie es als eine der ersten Gelegenheiten, bei denen Sie den Kurs bestimmen. Schließlich sind Sie die Mutter/der Vater. Natürlich wird Ihr Baby die Veränderungen anfangs ablehnen. Und da ein Baby dieses Gefühl nur durch Weinen mitteilen kann, wird es weinen, um Sie wissen zu lassen, dass es mit dem Ganzen ganz und gar nicht einverstanden ist. Unter dem Weinen leiden Eltern beim Schlaftraining am meisten. Verständlicherweise! Wer will schon sein Kind weinen hören? Aber wenn Sie wissen, warum Ihr Kleines weint, dann wird es schon ein bisschen leichter. Weinen ist nicht immer ein Anzeichen, dass mit dem Kind etwas nicht stimmt. Babyweinen signalisiert eine ganze Bandbreite von Gefühlen, von der Frustration über die Übererregtheit, den Zorn und das Übermüdet-Sein bis hin zur Unzufriedenheit mit dem, was da gerade passiert. Unsere Aufgabe als Eltern ist nicht immer, das Weinen um jeden Preis zu stoppen. Manchmal ist es besser, dem Kind zuzuhören und ihm Liebe und Unterstützung angedeihen zu lassen, ohne es aus der Situation herauszunehmen.

Ein Beispiel: Wenn Ihr Baby oder Ihr Kleinkind Schokokuchen zum Frühstück, Mittag- und Abendessen will, würden Sie ihm seinen Willen lassen, weil es so herzzerreißend weint? Oder würden Sie »Nein« sagen, weil das einfach nicht gesund ist, und die Wasserfälle rauschen lassen? Genauso sollten Sie das Schlaftraining angehen. Häufiges nächtliches Erwachen und zu wenig Schlaf sind kein bisschen gesünder als Schokoladenkuchen zu jeder Mahlzeit. Also müssen Sie auch hier »Nein« sagen zu den schlechten Schlafgewohnheiten, selbst wenn Ihr Baby deshalb gereizt reagiert. Sehen Sie es als eine der ersten Gelegenheiten, bei denen Sie als Elternteil eine unpopuläre Entscheidung treffen. Das ist schon okay!

Es mag Zeiten geben, in denen Sie denken, dass das Ganze im Leben nicht funktionieren wird. Es werden Nächte kommen, in denen Sie am liebsten das Handtuch werfen würden. Einer der häufigsten Fehler dabei ist, dass viele Eltern schon recht früh aufgeben. So bringen sie sich um die Möglichkeit, am eigenen Leib zu erleben, dass alles leichter wird. Zu sehen, dass es besser wird. Ihr Baby braucht Zeit, um sich an die neue Routine zu gewöhnen. Geben Sie ihm eine faire Chance – um seinetwillen ebenso wie um Ihretwillen. Sie werden erstaunt sein, wie schnell es lernt. Und wenn es das tut, werden Sie sofort Veränderungen in seinen Schlafgewohnheiten feststellen. Und das weckt Hoffnung. Mit Glück hat das nichts zu tun. Es ist harte Arbeit – Ihre harte Arbeit. Bleiben Sie stark. Geben Sie nicht wegen einer schlechten Nacht auf. Gesunder, friedlicher und erholsamer Schlaf für die ganze Familie ist die ganze Mühe wert, die Sie dafür aufwenden müssen.

Während der sieben Tage

Jetzt gilt: Nehmen Sie Ihre Elternrolle an, holen Sie den Optimisten in sich hervor, behalten Sie Ihre Ziele im Hinterkopf, und schon kann es losgehen. Sie tun die ersten Schritte in ein Leben voll gesunden Schlafes für alle. Nun also legen wir mit dem Schlaftraining richtig los. Wir werden aber jeden einzelnen Schritt genau durchgehen, sodass Sie das ganze Programm ohne Schweißausbrüche absolvieren können.

1 **Bringen Sie Ihr Baby zu Bett**

2 **Sehen Sie nach**

3 **Bleiben Sie stark**

4 **Nachtwache?**

5 **Wiederholen, wiederholen, wiederholen**

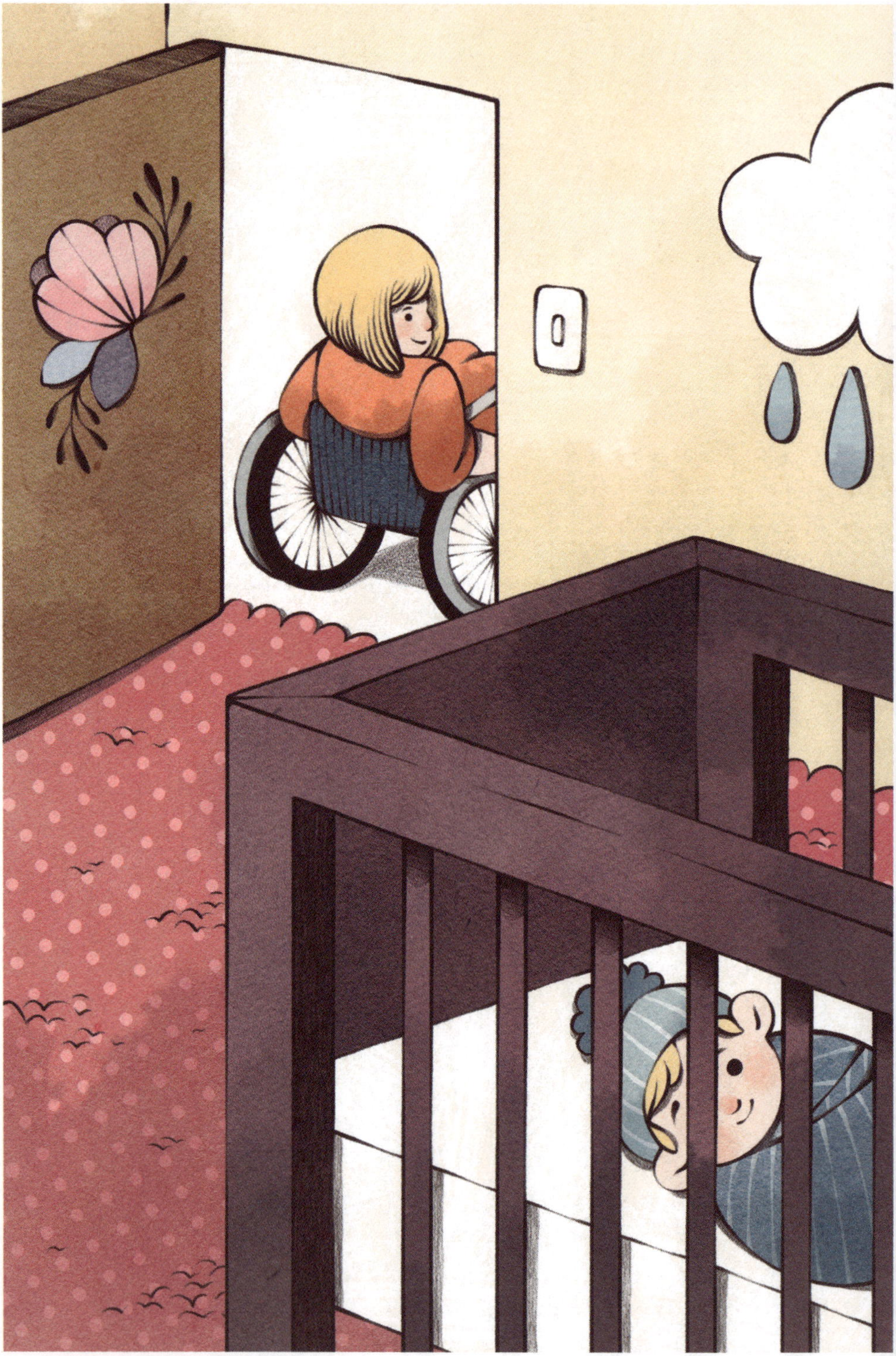

SCHRITT 1:

Bringen Sie Ihr Baby zu Bett

TAG 1 DES SCHLAFTRAININGS: Sie sind bereit. Der erste Schritt ist, Ihr Kleines zu Bett zu bringen. Und das ist viel wichtiger, als es auf den ersten Blick scheinen mag. Wie Sie Ihr Baby schlafen legen, ist einer der wichtigsten Punkte bei einer gesunden Schlafroutine, denn es gibt den Rahmen vor für den Rest der Nacht. Wird Ihr Baby gefüttert, gewiegt, getragen oder geschaukelt, bis es einschläft, dann können Sie sich darauf verlassen, dass es dasselbe wieder erwarten wird, wenn es nachts aufwacht. Schließlich hat es das so gelernt!

Da Babys viele kurze Schlafperioden haben, wachen sie nachts häufig auf. Am besten ist es nun, wenn Ihr Kleines wach im Bettchen liegen bleibt, sodass es von selbst einschläft. Dann nämlich wird es das auch nachts tun. Vergessen Sie nicht: Von selbst einzuschlafen, ist ein großer Schritt. Verlieren Sie nicht den Mut, wenn dies nicht sofort geschieht.

Jetzt kommt das Schlafritual

Sie haben sich über das Schlafritual ja schon Gedanken gemacht (Seite 38). Nun können Sie es ausprobieren. Vergessen Sie nicht die drei wichtigsten Punkte dabei: Es sollte einfach, nicht zu lang und lustig sein.

Da wir ja erreichen wollen, dass Ihr Kleines von selbst einschläft, sollte zum Ritual nichts gehören, was dem Kind beim Einschlafen hilft. Das Schlaftraining zielt darauf ab, dass Ihr Kleines ganz von selbst in Morpheus' Arme gleitet. Das Schlafritual soll ihm nur signalisieren, dass jetzt Schlafenszeit ist. Wenn Sie Ihr Baby schaukeln oder herumtragen, dann wird es vermutlich schläfrig. Legen Sie es hingegen einfach so ins Bettchen, wird es wohl protestieren. Schließlich hat es erwartet, dass es nun gewiegt und geschaukelt wird. Wenn Sie Ihr Kind also ohne die üblichen Einschlafhilfen ins Bett legen, senden Sie eine klare Botschaft. Auf Dauer führt dies zu einem besseren Ergebnis und zu weniger Tränen.

Wenn Ihr Kind gerne beim Füttern einschläft, verlegen Sie das Füttern an den Beginn des Schlafrituals. Meiner Erfahrung nach schreien Babys immer dann, wenn sie keine klaren Signale erhalten.

Legen Sie Ihr Baby wach ins Bettchen

Nach dem letzten Schritt Ihres Schlafrituals legen Sie das Kind wach in sein Bettchen. Ja, genau: wach! Man weiß mittlerweile, dass es zu häufigem nächtlichen Erwachen führt, wenn man das Baby beim Einschlafen unterstützt. Wenn Ihr Baby in Ihren Armen einschläft, dann aber im Bettchen aufwacht, macht ihm das meist Angst. Stellen Sie sich mal vor, wie Sie sich fühlen würden, wenn Sie in Ihrem Bett einschliefen, aber im Hinterhof aufwachten. Das wäre ein schöner Schreck! In diesem Fall wird es schwierig, das Baby zu beruhigen. Wenn Sie das Baby hingegen wach ins Bettchen legen und es seine Umgebung registriert, ist Ihnen der Erfolg sicher.

Nachdem Sie es hingelegt haben, sagen Sie einen Satz, der ihm signalisiert, worum es jetzt geht. Zum Beispiel: »Schlafenszeit, mein Schatz. Gute Nacht!« Wenn Sie bei diesem Schlüsselsatz bleiben, wird er Ihnen auch nachts gute Dienste leisten.

Verlassen Sie den Raum

Nachdem Sie den Satz gesagt haben, gehen Sie aus dem Zimmer. Sie lassen Ihr Baby nicht allein. Schließlich können Sie jederzeit zurückkommen. Aber es ist wichtig, dass Sie Ihrem Kind eine faire Chance geben, ohne Ihre Hilfe einzuschlafen. Vielleicht überrascht es Sie, wie schnell Ihr Baby tief schlummert. Manchmal braucht es nur die Gelegenheit dazu.

EXTRA-INFO: PACKEN SIE'S SCHRITTWEISE AN

Vermutlich widerstrebt es Ihnen, Ihr Kind nach dem Schlafritual allein zu lassen, vor allem, wenn es noch nie alleine geschlafen hat und daran gewöhnt ist, bei Ihnen zu schlafen. Es gibt eine Alternative: Stellen Sie einen Stuhl neben das Kinderbett, lassen Sie das Kind aber trotzdem allein einschlafen. In der ersten Nacht können Sie noch bleiben, bis es ganz eingeschlafen ist. In der zweiten oder dritten Nacht gehen Sie, wenn Ihr Kleines schon sehr schläfrig ist. In den nächsten Nächten verlassen Sie den Raum schon früher. Schließlich wollen Sie ja erreichen, dass Ihr Kleines von selbst einschläft. Nach einer Woche – oder ein wenig mehr, wenn Sie das für nötig halten – sollten Sie den Raum nach Beendigung des Schlafrituals verlassen. Der Stuhl erinnert Ihr Kind daran, dass Sie präsent sind, ohne dass Sie wirklich anwesend sein müssen.

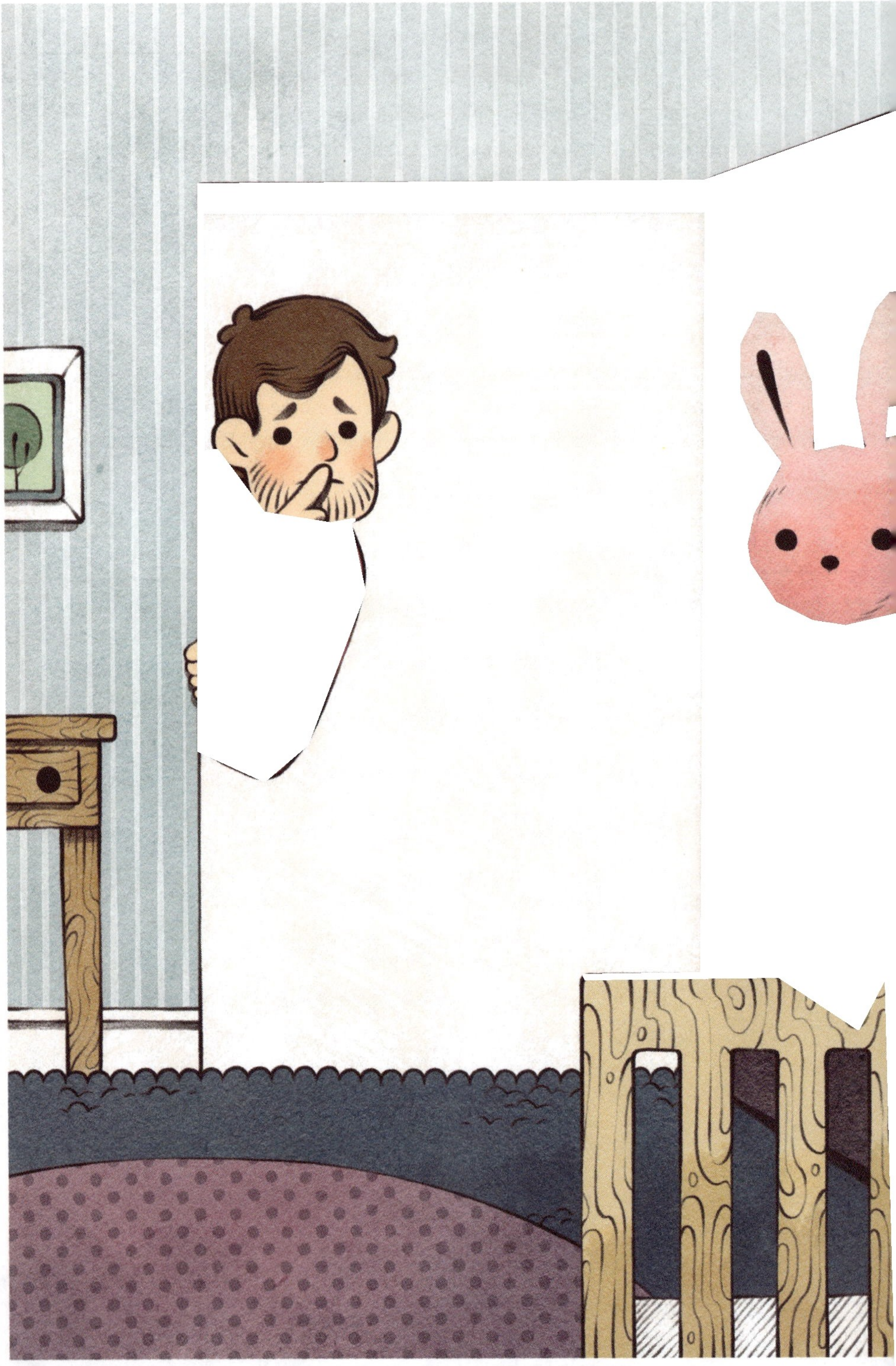

SCHRITT 2:

Sehen Sie nach

NACHDEM SIE DEN RAUM VERLASSEN HABEN, geben Sie Ihrem Kind Zeit, alleine einzuschlafen. Überlegen Sie sich vorher, wie oft Sie nachgucken wollen und was Sie während dieser Kontrollen tun. Es stehen Ihnen zwei Wege offen: Entweder Sie trösten Ihr Baby körperlich. Oder Sie reden nur mit ihm. In beiden Fällen signalisieren Sie ihm, dass Sie in der Nähe sind, aber dass Sie trotzdem erwarten, dass es von alleine einschläft. Was für Ihr Kind am besten funktioniert, müssen Sie ausprobieren. Wenn Ihr Kind das Getröstetwerden genießt, aber trotzdem von selbst einschläft: super! Wenn es jedoch danach noch mehr weint, dann sollten Sie sich auf liebevolle Worte oder den Schlüsselsatz aus dem Einschlafritual beschränken.

In welchem Abstand wollen Sie nachsehen?

Diese Entscheidung ist von verschiedenen Faktoren abhängig. Zunächst einmal sollten Sie genau darauf achten, wie Ihr Baby weint. Wenn es nur quengelig ist und Sie merken, dass es ihm ansonsten gut geht, müssen Sie nicht nachsehen. Ihr Baby lernt gerade, von selbst einzuschlafen. Es lernt also neue Fähigkeiten: Solange der Lernprozess nicht abgeschlossen ist, ist es natürlich unzufrieden. Das ist genauso wie mit anderen wichtigen Lernschritten bei der Bauchlage, beim Krabbeln oder beim Aufeinanderstapeln von Bauklötzchen. Quengeln, Knatschen oder Wutanfälle sind Teil des Lernprozesses. Geben Sie Ihrem Kind den nötigen Raum dafür und widerstehen Sie dem Impuls, ins Zimmer zu gehen.

Wenn es wirklich zu weinen anfängt, dann warten Sie ein paar Minuten. Wie lange, hängt im Wesentlichen davon ab, wie lange Sie durchhalten. Da ist jede Familie anders. Für manche Menschen sind schon zwei Minuten eine Qual, für andere sind selbst zehn Minuten keine große Sache. Da ich als Schlafcoach für so viele Familien arbeite, weiß ich, wie unterschiedlich die Gemüter hier reagieren. Sie kennen Ihr Baby am besten. Meiner Erfahrung nach muss diese Wartezeit auch nicht immer gleich lang sein. Wichtig ist, dass Sie Ihrem Kind ein wenig Zeit geben, um sich eventuell von selbst zu beruhigen. Je öfter immer dasselbe Ritual eingeübt wird, desto eher wird Ihr Baby lernen, allein einzuschlafen.

Das bedeutet, dass der Zeitrahmen von Nacht zu Nacht verschieden ausfallen kann. An einem Tag schläft Ihr Baby kurzerhand ein, am nächsten Tag quengelt es ein bisschen, vielleicht für 15 oder 20 Minuten, und Sie müssen mal kurz ins Zimmer. Dann wieder brüllt es fast schon hysterisch, sodass Sie bereits nach zwei Minuten nachsehen müssen. Solange Sie sicherstellen, dass Ihr Baby am Ende ohne Sie einschläft, können Sie so oft nachsehen, wie Sie wollen.

Wenn Sie Ihr Baby körperlich trösten

Wenn Ihr Baby es mag, berührt zu werden, dann ist die beste Methode, das Kind beim Nachsehen zu streicheln, aber hinauszugehen, bevor es einschläft. Dann lernt es trotzdem, von selbst in den Schlaf zu sinken.

Beim körperlichen Trösten machen Sie alles, was Ihr Baby beruhigt. Idealerweise fangen Sie mit Sachen an, die wenig Unterstützung bieten. Aus dem Bettchen nehmen sollten Sie es nur, wenn es überhaupt nicht zu schreien aufhört. Das kann zum Beispiel wie folgt ablaufen: Sie gehen rein und reden ihm gut zu. Wenn das nicht klappt, streichen Sie ihm über den Rücken oder das Bäuchlein. Hilft auch das Streicheln im Bettchen nicht, nehmen Sie es heraus und wiegen es ein wenig. So kann das Ganze trotzdem zum Erfolg führen.

Ich lege das Baby wach ins Bett.

↓

Ich sage den Schlüsselsatz zum Schlafen und gehe aus dem Zimmer.

↓

Das Baby quengelt ein bisschen. Ich bleibe draußen.

↓

Das Baby fängt an zu weinen. Ich warte fünf Minuten.

↓

Ich gehe rein und tröste es:
Schlüsselsatz » ein bisschen liebevolles Gegurre » Streicheln » Baby ist ruhig (aber wach).

↓

Ich lasse das Baby im Bettchen, sage noch mal den Schlüsselsatz und verlasse den Raum.

↓

Ich wiederhole diese Schritte, bis das Baby einschläft.

Ziel und Zweck des Tröstens ist, Ihr Kind so weit zu beruhigen, dass es von selbst einschlafen kann. Widerstehen Sie auf jeden Fall der Versuchung, es in den Schlaf zu wiegen. Sonst haben Sie Ihr Ziel selbst durchkreuzt.

Wenn Sie Ihr Baby verbal trösten

Manche Babys lassen sich nicht trösten. Es ist, als wollten sie sagen: »Wenn du mir nicht gibst, was ich will, kannst du es gleich ganz bleiben lassen.« In diesem Fall sehen Sie in regelmäßigen Abständen nach Ihrem Kind und beruhigen es mit Worten. Wenn Sie sich für diese Methode entscheiden, dann vermutlich, weil Berührungen oder Wiegen Ihr Kind noch mehr aufregen. Oder weil es dann erwartet, dass Sie bei ihm bleiben, bis es schläft. Gucken Sie einfach, ob eine Hand auf dem Rücken oder dem Bäuchlein es beruhigt. Wenn nicht, dann reden Sie mit ihm.

Wenn Sie sich für die verbale Methode entscheiden, sagen Sie immer wieder den Schlüsselsatz aus dem Schlafritual und gurren Sie ein bisschen, um Ihrem Kind zu zeigen, dass Sie es keineswegs verlassen haben, es aber trotzdem alleine einschlafen muss. Das Nachsehen wird auch Sie beruhigen. Sie sehen, dass alles in Ordnung ist und Ihr Baby nur aus Protest schreit.

Ein Babyfon kann hier nützlich sein. So können Sie Ihr Baby auch überwachen, wenn Sie nicht im Raum sind. Und Sie haben nicht den nahezu unüberwindlichen Drang, alle naselang in Babys Schlafzimmer zu stürzen. Wenn Ihr Kleines nur quengelt, es ihm ansonsten aber gut geht, dann finden Sie vielleicht eher die Seelenstärke, es ohne Ihre Hilfe einschlummern zu lassen. Ohne Babyfon sehen Sie vermutlich öfter nach, was Ihr Kind auch dabei stört, seine eigene Einschlafroutine zu entwickeln.

Wenn Sie sich für gutes Zureden entschieden haben, nachdem das körperliche Trösten nicht funktioniert hat, sollten Sie wissen, dass es insgesamt weniger Tränen gibt, wenn Sie sich gleich für die tröstenden Worte entscheiden. Das Weinen ist zwar anfangs schlimmer, hört aber gewöhnlich nach nur der Hälfte der Zeit auf, die das Kind braucht, wenn es körperlich getröstet wird.

EXTRA-INFO: ANHALTENDES WEINEN

Manche Babys haben einen besonders starken Willen. Andere haben sich so sehr an die Einschlafhilfen von Mama oder Papa gewöhnt, dass sie endlos weinen, wenn man sie wach zu Bett bringt. Dann hilft auch kein Trösten mehr. Das ist für die Eltern meist sehr hart. Viele entscheiden sich dann gegen das Schlaftraining. Doch auch dazu gibt es Alternativen: Behalten Sie einfach den Lieblingseinschlaftrick Ihres Kindes bei, ob es sich nun ums Herumtragen handelt oder ums Gefüttertwerden – allerdings nur als allerletzten Ausweg. Dann können Sie das Ganze Tag für Tag ein wenig abkürzen. Und schon ist das Kind jeden Tag ein bisschen wacher, wenn Sie es zu Bett bringen.

Wenn Ihnen das Weinen irgendwann zu viel wird, können Sie es einfach beim nächsten Wachwerden wieder versuchen. Vielleicht sogar erst in der nächsten Nacht. Sie kennen Ihr Baby am besten. Wenn Sie sich also beim Nachsehen wirklich bemüht haben, es aber trotzdem nicht klappt, fühlen Sie sich bitte nicht als Versager. Häufig reicht es schon aus, sich mit der Umsetzung seiner Ziele ein wenig mehr Zeit zu lassen, um die Aufwachepisoden zu reduzieren. Irgendwann wird Ihr Baby keine Lust mehr haben, jede Nacht die ganz große Show abzuziehen. Und es wird ohne Theater einschlafen. Vermutlich wird es ein bisschen länger dauern, bis Sie so weit sind, aber natürlich ist das auch eine Alternative, wenn Ihnen das ständige Schreien zu viel wird.

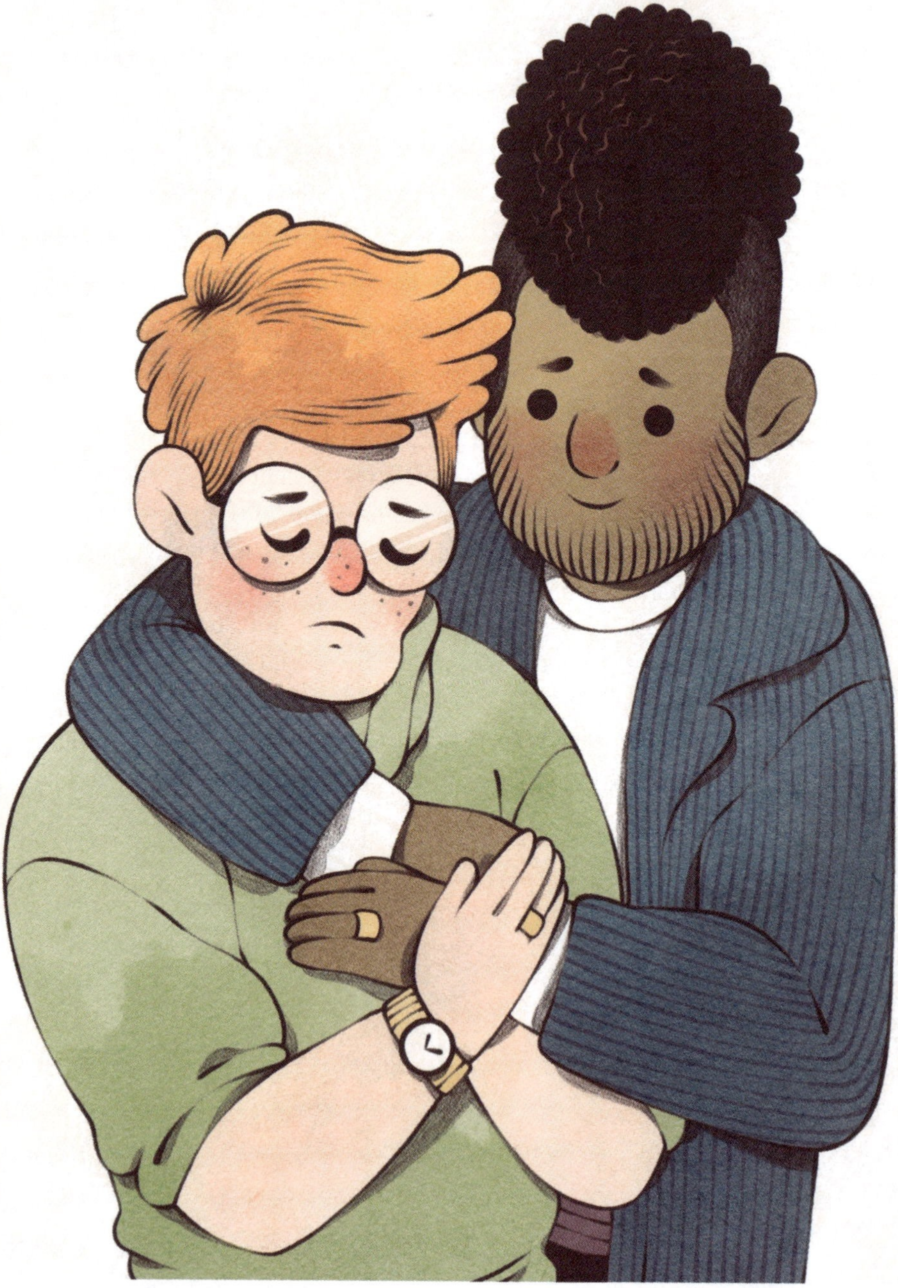

SCHRITT 3:

Bleiben Sie stark

WENN SIE MIT IHREM SIEBEN-TAGES-SCHLAFTRAINING LOSLEGEN, sollten Sie Ihr letztendliches Ziel nicht aus den Augen verlieren: ein glückliches, ausgeruhtes Baby und gesunden Schlaf für Sie selbst! Schlaf ist für unsere körperliche, emotionale und geistige Gesundheit wichtig, und das gilt sowohl für Ihr Baby als auch für Sie selbst. Damit wollen wir uns nun näher auseinandersetzen, damit Sie hinterher eine noch bessere Motivation haben, wenn Sie und Ihr Baby in schweres Fahrwasser geraten.

Guter Schlaf ist eine der Voraussetzungen für eine gesunde Entwicklung. Während der Schlafenszeit setzt unser Körper Wachstumsfaktoren frei, die uns helfen, Gewebeschäden zu reparieren. Er verstärkt die Blutzufuhr zu den Muskeln und schenkt Gehirn und Körper neue Energie. Wird der Schlaf jedoch gestört oder häufig unterbrochen, stellen sich die Tiefschlafphasen nicht ein, während derer dieser Prozess abläuft. Und die Folge? Ein unleidliches Kind und Eltern, die nicht mehr genug Energie haben, um sich richtig um ihr Kind zu kümmern! Außerdem beeinträchtigt der Schlafmangel unser Urteilsvermögen und unsere Aufmerksamkeit. Schlafmangel fühlt sich also nicht nur mies an, er ist auch wirklich gefährlich.

Wenn es beim Schlaftraining schwierig wird, sollten Sie sich in Erinnerung rufen, warum Sie es machen. Ist Ihnen erst mal klar, dass das Schlaftraining langfristig den Interessen Ihres Kindes dient, dann können Sie nichts falsch machen.

Halten Sie sich an den Plan

Wir hatten das ja bereits angesprochen: Werfen Sie nicht das Handtuch. Es ist wichtig, sich an den Plan zu halten. Nur so sehen Sie früher oder später erste Erfolge. Es ist äußerst selten, dass das Training gleich zu Anfang Früchte trägt. Das wäre ja auch zu schön! Manchmal verschlimmert sich die Situation sogar, bevor sie sich dann endlich zum Besseren wendet. Hier noch ein paar Tipps, wie Sie es schaffen dranzubleiben, wenn Ihr Kind hartnäckig Widerstand leistet:

WENN IHR KIND IHRER ANSICHT NACH ZU VIEL SCHREIT, LEGEN SIE EINE PAUSE EIN. Holen Sie das Kind aus seinem Zimmer und fangen Sie von vorne an. Manchmal ist diese kleine Ablenkung schon alles, was Sie beide brauchen. Sie müssen dann nicht noch mal mit dem Schlafritual anfangen. Beruhigen Sie sich und legen Sie dann Ihr Kleines wieder wach ins Bettchen.

BLEIBEN SIE REALISTISCH. Schlaftraining braucht seine Zeit. Tatsächlich werden die ersten paar Nächte vermutlich katastrophal! Schlafprobleme werden immer erst schlimmer, bevor sich Fortschritte zeigen. Das liegt einfach an den letzten Wochen und Monaten, in denen Sie unendlich viel Energie aufwenden mussten, um nur den Status quo zu wahren. Jetzt wollen Sie die Schlafgewohnheiten Ihres Kindes von Grund auf verändern und es an neue Abläufe gewöhnen. Und Sie wollen bei diesen neuen Abläufen bleiben, selbst wenn es damit nicht einverstanden ist. Gut für Sie!

ACHTEN SIE AUF KLEINE VERBESSERUNGEN. Viele Babys schlafen auch in der ersten Nacht nach ungefähr 60 bis 90 Minuten ein. Am nächsten Tag braucht es nur noch 45 Minuten. Zwischen der dritten und der fünften Nacht sollten sich weitere Erfolge einstellen. Und das heißt noch nicht, dass das Baby während dieser ganzen Zeit weint. Tatsächlich sollte ein Kind NIE 90 Minuten durchgehend weinen! Ich will Ihnen hier nur ungefähre Anhaltspunkte geben, wie es aussehen kann, wenn man sein Kind lehrt, von selbst einzuschlafen. Ja, es kann gut sein, dass das Kind während dieser Zeit immer mal wieder weint. Aber zwischendrin hört es im Normalfall auch immer mal wieder auf – in den oben empfohlenen Pausen zum Beispiel oder wenn Sie es trösten.

VERSUCHEN SIE ES IN DER NÄCHSTEN WACHPHASE ERNEUT. Wenn Ihr Baby mehr weint, als Sie für gut befinden, unterbrechen Sie das Training und versuchen Sie es beim nächsten Aufwachen oder am nächsten Abend wieder. Ich kann es nicht oft genug betonen: Sie kennen Ihr Kind am besten!

Achten Sie auf sich selbst

WECHSELN SIE SICH MIT IHREM PARTNER AB. Wenn das Weinen zu stark wird, drücken Sie das Kind Ihrem Partner oder einem anderen zuverlässigen Familienmitglied in die Hand. Unter Umständen beruhigt Ihr Baby sich in deren Armen sogar schneller.

BEHALTEN SIE IHR ZIEL IM HINTERKOPF. Machen Sie sich klar, warum Sie das alles machen und welche Ziele Sie sich für das Schlaftraining gesteckt haben. Es hat schließlich seine Gründe, warum Sie das tun. Rufen Sie sich die Sache mit dem Schokokuchen (Seite 55) ins Gedächtnis.

MACHEN SIE EIN NICKERCHEN, WENN IHR BABY EIN NICKERCHEN MACHT. Ich weiß, die Wäsche müsste unbedingt gemacht werden. Aber die ist auch noch da, wenn Sie aufwachen und sich fitter fühlen. Da die ersten Nächte vermutlich hart werden und Ihr Kind häufig aufwacht, werden Sie selbst nicht genug Schlaf bekommen. Wenn Sie aber tagsüber ein Nickerchen einschieben können, wachen Sie erfrischt wieder auf. (Noch ein guter Grund, warum die ersten Tage des Schlaftrainings auf ein Wochenende verlegt werden sollten.)

HOLEN SIE SICH HILFE VON FREUNDEN UND VERWANDTEN. Es ist eine Gottesgabe, wenn jemand für ein oder zwei Stunden vorbeikommen und Ihnen mit dem Baby helfen kann, während Sie ein bisschen Schlaf nachholen. Wenn Sie ausgeruht sind, kommen Ihnen die ersten Nächte gleich nicht mehr so tragisch vor.

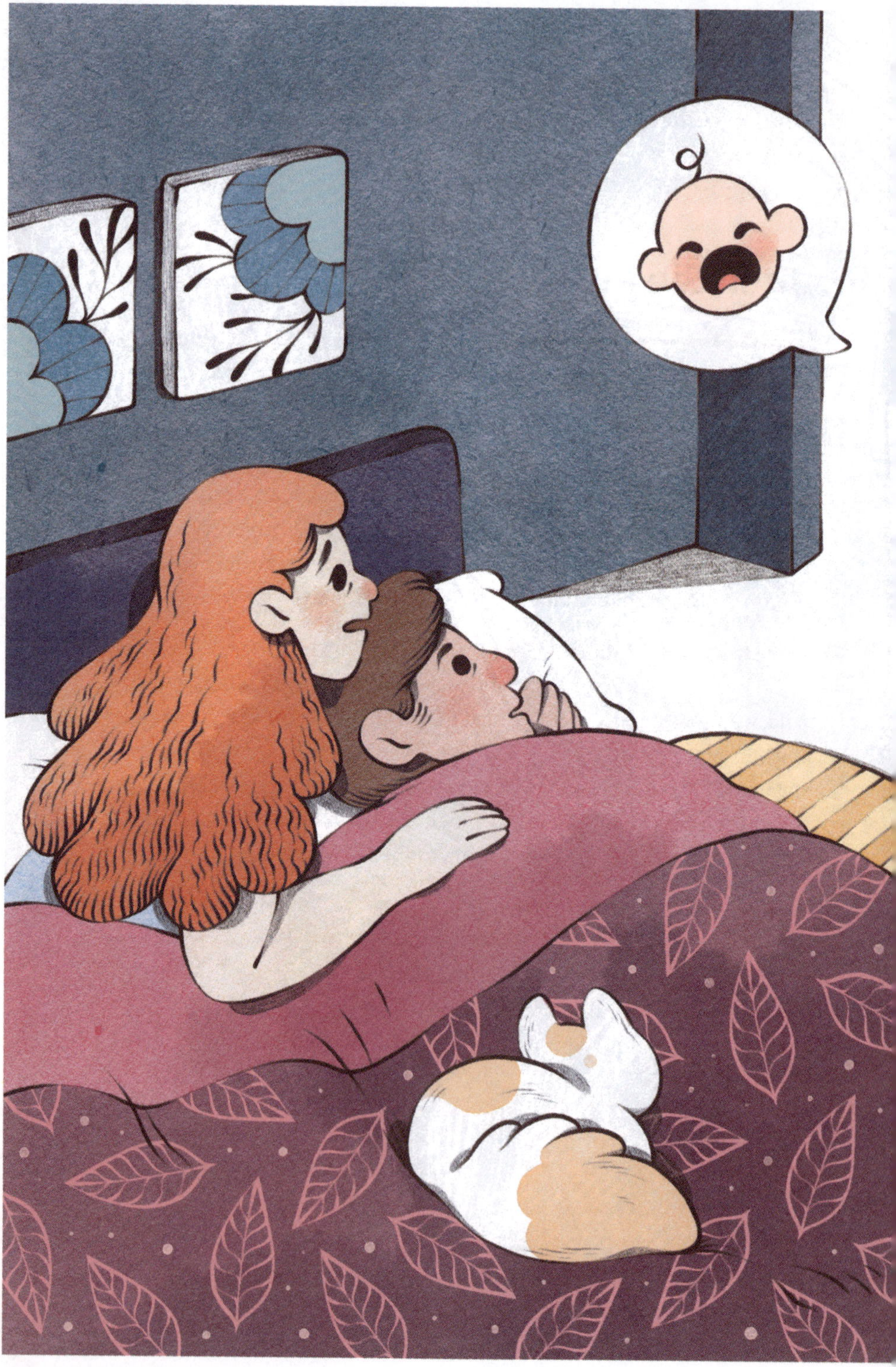

SCHRITT 4:

Nachtwache?

JA, SIE HABEN ES GESCHAFFT! Ihr Baby schläft. Und jetzt? Vielleicht warten Sie ja ängstlich darauf, dass es schreiend wieder aufwacht. Das macht es vermutlich auch während der ersten Nächte. Schließlich will es sehen, ob Sie es wirklich ernst meinen mit dem Von-selbst-Einschlafen. Daher sollten Sie nächtliches Aufwachen genauso behandeln wie das abendliche Zubettgehen. Wie das geht? Ganz einfach so:

Wann Sie nicht aufstehen sollten

Wenn Ihr Kind aufwacht, ist es wichtig, ihm Zeit zu geben, ohne Ihre Hilfe wieder einzuschlafen. Der wichtigste Schritt dabei ist, dass Sie nicht sofort aufstehen und ins Kinderzimmer stürzen. Häufig schläft Ihr Baby sowieso wieder ein, wenn es genug Zeit bekommt. Sobald dies passiert, wird sich sein Schlaf dramatisch verbessern. Bald darauf schläft es vermutlich schon die ganze Nacht durch.

Wie lange Sie warten, bevor Sie eingreifen, hängt im Wesentlichen von denselben Faktoren ab, die wir auf den Seiten 63 und 64 beschrieben haben. Nachts sollten Sie mindestens drei bis fünf Minuten abwarten. So lange braucht das Kind, bis es wach ist und das auch merkt. Wenn Sie vorher eingreifen, reißt dies das Kind häufig erst richtig aus dem Schlaf. Dann will es natürlich nicht mehr einschlafen. Wenn Sie Ihrem Kleinen genügend Zeit lassen, können Sie selbst feststellen, ob es wirklich wach ist oder einfach nur ein Zwischenstadium des Schlafzyklus erreicht hat.

Babys, die gerade erst schlafen lernen, weinen mitunter im Schlaf, bevor sie wieder in Tiefschlaf versinken. Wenn Sie warten, geben Sie Ihrem Kind die Chance, das selbstständige Einschlafen zu üben. Jetzt fragen Sie sich wahrscheinlich: »Wie bitte? Sie wollen, dass ich abwarte, bis mein Kind ganz wach ist, bevor ich in sein Zimmer gehe?« Ja, absolut! Wir arbeiten hier schließlich daran, Ihr Kind ohne Ihre tätige Mithilfe zum Einschlafen zu bewegen, und zwar nicht nur am Abend, sondern auch nachts. Wir unterstützen es nicht mehr, sondern bringen ihm bei, wie es allein einschläft. Wenn es also aufwacht, dann wollen wir, dass es von selbst wieder einschlummert.

Zu schnell zu Hilfe zu eilen, ist der schwerwiegendste Fehler, den Eltern während der nächtlichen Wachphasen machen. Ich verstehe das sehr gut: Mir ging es ganz genauso! Sie wollen so schnell wie möglich losrennen, damit das Baby eben gerade nicht ganz aufwacht und schneller wieder in den Schlaf gelullt werden kann. Aber genau da entstehen doch die ganzen Schlafprobleme. Ihr Baby weiß noch nicht, wie es die einzelnen Schlafzyklen verbinden kann, und erwartet, dass Sie das an seiner Stelle erledigen. Wenn Sie Angst davor haben, dass Ihr Baby hellwach wird, zu schreien anfängt und nicht mehr einschlafen will, dann werden diese nächtlichen Episoden ewig andauern. Daran müssen Sie jetzt arbeiten. Seien Sie stark – Sie schaffen das!

SICHERHEITS-CHECK

✓ Während Sie warten, ob Sie nun eingreifen müssen, sollten Sie Ihr Baby nach Möglichkeit beobachten können (zum Beispiel über ein Babyfon mit Video). Dann wissen Sie genau, dass nichts Schlimmes passiert ist. Beachten Sie bitte die Sicherheitshinweise für das Bettchen auf Seite 26f. Wenn Sie um seine Sicherheit besorgt sind, sehen Sie selbstverständlich nach.

✓ Und natürlich gehen auch die Bedürfnisse des Kindes vor. Wenn Sie wissen, dass Ihr Kleines Hunger oder Schmerzen hat, sich nicht wohlfühlt oder friert, dann ist dies wichtiger als Konsequenz beim Schlaftraining. Die Bedürfnisse Ihres Kindes müssen erfüllt werden.

Wann Sie eingreifen sollten

Es wird Zeiten geben, in denen Sie unbedingt ins Kinderzimmer laufen wollen, zum Beispiel wenn Ihr Kind zu viel und zu lange weint. Das ist absolut in Ordnung. Gehen Sie und sehen Sie nach, aber handhaben Sie das genauso wie beim Einschlafen. Solange Ihr Baby von selbst wieder einschläft, können Sie so viel nachsehen, wie Sie wollen. Sie sollten nur nicht außer Acht lassen, dass Ihr Kind vielleicht einfach ein bisschen Zeit braucht, bis es von selbst wieder einschläft.

Je nach Alter, Wachstumsphase oder Entwicklungsstadium kann es nötig sein, das Kind nachts zu füttern. Bitte besprechen Sie mit Ihrem Kinderarzt, wie häufig er das – wenn überhaupt – für nötig hält. Darüber Bescheid zu wissen, ist hilfreich, wenn Sie entscheiden sollen, ob und wann Sie bei nächtlichem Aufwachen eingreifen. Ist Ihr Kinderarzt der Meinung, Ihr Kind sollte nachts noch gefüttert werden, stellen Sie sicher, dass es wach ist, wenn Sie es wieder ins Bettchen legen. Dann nämlich schläft es ohne Sie wieder ein und lernt positive Schlafgewohnheiten.

NOCH EIN TIPP! Manche Babys werden bei der abendlichen Fütterung sehr schläfrig und nicken einfach ein. Wenn Ihr Baby es warm hat, gewickelt ist und das Allerliebste auf der ganzen Welt bekommt, nämlich Milch in Ihren Armen, dann ist dies das beste Rezept fürs Einschlafen. Dann müssen Sie zu ein paar Tricks greifen, wenn Sie das Wegnicken verhindern wollen: Kitzeln Sie es an den Fußsohlen. Lassen Sie es Bäuerchen machen. Öffnen Sie den Strampler. Und wenn alles andere fehlschlägt: Wickeln Sie es nach dem Füttern.

Wenn Sie irgendwann während des Schlaftrainings feststellen, dass Ihr Kind hungrig oder krank ist beziehungsweise sich nicht wohlfühlt, dann zum Teufel mit den Schlaftrainingsregeln: Sie versorgen auf der Stelle Ihr Kind. Das gilt zum Beispiel, wenn es hustet, sich erbricht, Verstopfung hat oder Fieber bekommt. Oder wenn Ihr Elternradar Ihnen sagt, dass etwas nicht stimmt, obwohl es dafür keine äußeren Anzeichen gibt. All dies sind sehr gute Gründe, die Schlafroutine zu unterbrechen und Ihr Kleines vielleicht sogar zum Arzt zu bringen, damit er es untersuchen kann, bevor Sie mit dem Schlaftraining weitermachen.

SCHRITT 5:

Wiederholen, wiederholen, wiederholen

ALLE ACHTUNG! Sie haben die erste Nacht hinter sich gebracht. Tatsächlich wird es aber mehr als eine Nacht dauern, bis das Schlaftraining erste Ergebnisse zeitigt. Ich habe als Schlafcoach schon Kinder erlebt, die nach einer Nacht durchschliefen, aber das passiert doch eher selten. Beim Schlaftraining durchbrechen Sie eine alte Gewohnheit, ob es nun das Gewiegtwerden ist, das Füttern oder das Herumgetragenwerden, bis Ihr Baby endlich einnickt. Und Sie vermitteln Ihrem Kind eine neue Gewohnheit. Ihr Baby braucht Zeit, um das zu lernen. Es wäre unrealistisch, eine Gewohnheit über Nacht zu ändern. Wenn Sie jedoch dabeibleiben und den Plan sieben Nächte lang getreulich umsetzen, dann sollten Sie bald Resultate sehen.

Lassen Sie sich eine Woche Zeit

Im Durchschnitt braucht es sieben Tage, bevor man beim Schlaftraining Verbesserungen sieht. Meist sind erste Erfolge zwischen der dritten und der fünften Nacht zu verzeichnen.

Wie schnell Ihr Kind Fortschritte macht, hängt von vielen verschiedenen Faktoren ab: von seiner Persönlichkeit (ist es »pflegeleicht« oder eher dickköpfig?), vom Weinen, vom Alter des Kindes, von der Frage, ob Sie Pausen einlegen müssen und wie lange es an die alten Schlafmuster gewöhnt war.

So um den siebten Tag herum sollten Sie allmählich merken, dass Ihr Kind besser schläft und, wenn überhaupt, deutlich weniger weint. Es sollte nachts durchschlafen, zumindest weitgehend. Wenn Ihr Baby noch gefüttert werden will, dann sollte es danach ohne größere Umstände wieder in den Schlaf gleiten. Aber keine Sorge, falls dies noch nicht so ist. Auch hier spielen die Persönlichkeit Ihres Kleinen sowie eine ganze Reihe äußerer Umstände eine gewichtige Rolle. Ihr Kind braucht vielleicht einfach ein bisschen mehr Zeit.

Die meisten Kinder schlafen nachts rund zehn Stunden. Das ist das Minimum, das die meisten Babys brauchen. Sobald Ihr Kind anfängt, nachts durchzuschlafen, bekommt es den besten Schlaf überhaupt, in dem der Körper sich wunderbar regenerieren kann. Längere Schlafperioden nachts stellen sich von Natur aus meist nicht ein. Wenn Ihr Baby mehr Schlaf braucht, wird es das in den nächsten Wochen aufholen, während derer sein kleiner Körper sich an die neuen positiven Schlafmuster gewöhnt.

Vielleicht weiß Ihr Kind diese neue Routine während der ersten Wochen noch nicht so recht zu schätzen. Das ist ganz normal, denn schließlich stellt sich jetzt sein gesamter Schlafrhythmus um. Möglicherweise weiß es auch nicht so recht, was es davon halten soll. Oder es reagiert schlicht mit Wut. Vielleicht schreit es, wenn Sie auf das Schlafzimmer oder das Bettchen zusteuern. Schließlich will es Ihnen ja sagen, dass ihm das Ganze so gar nicht passt. Doch das dauert meist nur cin paar Tage, nach denen Ihr Kind sich an die neue Methode gewöhnt hat. Die meisten Babys genießen den neuen Rhythmus nach dem Schlaftraining, weil sie so viel leichter einschlafen. Nur wenn die Kinder Schwierigkeiten haben, ohne Unterstützung in Morpheus' Arme zu gleiten (und wissen, dass sie den Übergang in die Schlafphase nicht alleine bewältigen können), löst schon der Anblick des Bettchens Weinkrämpfe aus. Meine Kleine, die das Schlafengehen hasste, weil sie so von mir abhängig war, erinnerte am Ende MICH daran, wann es Zeit zum Schlafen war. Dann schnappte sie sich ihren Teddybären und zeigte auf ihr Zimmer. Viele meiner Klienten haben mir von ähnlichen Reaktionen berichtet.

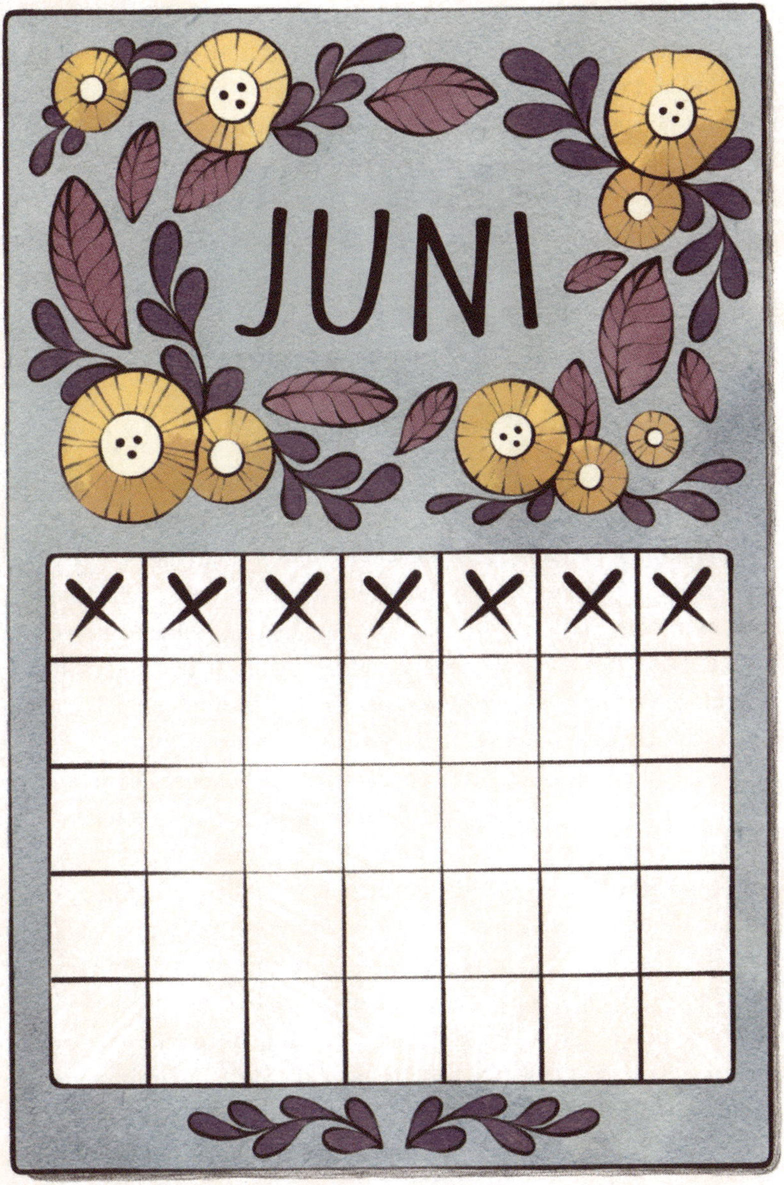
JUNI

Vorsicht, Gipfelerlebnis!

Es gibt beim Schlaftraining immer einen »Gipfel«, üblicherweise ungefähr in der Mitte, so zwischen der dritten und der fünften Nacht. Dann schreit das Kind lauter und länger als je zuvor, weil es Sie unbedingt dazu bringen will, alles wieder so zu machen wie vorher. Das kann ganz schön nervig werden, aber wenn Sie im Voraus wissen, dass so etwas passieren kann, fällt es Ihnen leichter, stark zu bleiben! Das Gute daran ist, dass Ihr Kind nach diesem Kraftakt meist deutlich besser schläft. Häufig schläft es schon in der Folgenacht richtig durch. Glücklicherweise dauert dieses »Gipfelerlebnis« nie länger als einen Tag. Maximal zwei.

Machen Sie weiter

Haben Sie gerade eine wirklich harte Woche Schlaftraining hinter sich? Vielleicht haben Sie es nicht mal durch die ganze Woche geschafft? Das ist vollkommen in Ordnung. Vielleicht ist gerade nicht die beste Zeit fürs Schlaftraining. Wenn Ihr Baby für Ihren Geschmack viel zu viel weint und das mit dem Trösten nicht klappt, dann legen Sie eine Pause ein. Versuchen Sie es in ein paar Wochen wieder. Sie haben ja trotzdem schon Grundlagenarbeit geleistet. Fangen Sie einfach später nochmals an, dann entspricht das Ergebnis vielleicht eher Ihren Erwartungen.

Vielleicht müssen Sie den Plan ein bisschen abändern, damit Sie und Ihr Kind sich leichter darauf einstellen können. Vielleicht wenden Sie die Methode vorläufig nur an, wenn Sie Ihr Kind abends zu Bett bringen. Wenn Sie dabei erste Verbesserungen erzielt haben, können Sie das Allein-Schlafenlegen auch bei den Nachtwachen einsetzen. Oder Sie nutzen die Methode für die schreckliche Zeit am Morgen, wenn Ihr Kind aufwacht, ohne seine zehn Stunden Schlaf zu haben. Möglicherweise ist das ein besserer Zeitpunkt für das Schlaftraining. Wenn Sie den Plan abändern, dauert es wohl ein bisschen länger, bis Sie damit erfolgreich sind, aber unter Umständen ist dies für Sie und Ihre Familie eine bessere Alternative. Wenn ein Kind absolut daran gewöhnt ist, mit einer Einschlafhilfe zu Bett zu gehen und nachts aufzuwachen, ist es natürlich schwierig, diese eingeschliffene Gewohnheit zu ändern. Das geht nur mit der Zeit und ganz sicher nicht ohne Protest vonseiten des Kindes. Es gibt keine Methode, einem Kind guten Schlaf zu vermitteln, die das nicht berücksichtigen würde.

Ruhen Sie sich aus

Sie haben es geschafft: Sie haben das Schlaftraining überstanden! Ihr Baby schläft besser, weint weniger und nickt von selbst ein. Oder Sie haben das von Ihnen gesetzte Ziel erreicht. Obwohl Ihr Kind noch nicht sprechen kann, dankt es Ihnen Ihre Bemühungen, indem es sich tagsüber ausgeruht zeigt. Und das zahlt sich aus, wie Sie schnell sehen werden, wenn Sie Ihr Kind spielen, lachen und seine Entwicklungsschritte meistern sehen. Die schönsten Erfolgsgeschichten, die ich von »meinen« Eltern höre, sind immer die, wenn das Baby nach einer störungsfreien Nacht zum ersten Mal die Bauchlage einnimmt oder die ersten paar Schritte tut. Es ist einfach ungeheuer wichtig für die Entwicklung eines Kindes, dass es genug Schlaf bekommt. Daher schenkt es auch tiefe Befriedigung, das Schlaftraining gemeistert zu haben. Toll haben Sie das gemacht!

Häufig gestellte Fragen zum Schlaftraining

F: WARUM WACHT MEIN BABY AUF, SOBALD ICH ES IN SEIN BETTCHEN LEGE?

A: Ihr Baby wacht auf, weil es vermutlich in einer Phase leichten Schlafes ist. Dann merkt es, wenn Sie es hinlegen, es also nicht mehr in Ihren Armen ruht. Ebendas ist der Grund, warum Sie Ihr Kind im Idealfall wach ins Bett legen sollten, damit es von selbst einschläft.

F: UND WENN MEIN BABY ZU WEINEN ANFÄNGT, WENN ICH ES HINLEGE?

A: Geben Sie ihm ein paar Minuten. Sie werden überrascht sein, wie schnell es sich beruhigt, wenn Sie gehen und ihm ein wenig Zeit lassen. Ist Ihr

Baby noch klein und wollen Sie es deshalb nicht allein lassen, wenn es weint, dann trösten Sie es im Bettchen. Nehmen Sie es heraus, wird es noch schwieriger, es ohne Geschrei wieder hinzulegen. Geben Sie sich also ein bisschen Mühe mit dem Trösten im Bettchen. Summen Sie ihm etwas vor, streicheln Sie es. Manchmal genügt es schon, wenn Sie Ihr Kind ablenken.

F: WAS MACHE ICH, WENN MEIN KIND NICHT EINSCHLÄFT?

A: Eltern fürchten oft, dass Ihr Kind während des Schlaftrainings gar nicht einschlafen wird. Ich kann aufrichtig sagen, dass das in meiner Erfahrung noch nie passiert ist. Aber die Frage kommt recht häufig auf. Ihr Kind wird einschlafen, in der ersten Nacht gewöhnlich nach 60 bis 90 Minuten. Allerdings müssen Sie auf den Schlafrhythmus Ihres Kindes achten. Wenn Ihr Baby um 19.00 Uhr sein Nickerchen gemacht hat, ist es eher unwahrscheinlich, dass es einschläft, wenn Sie es um 20.00 Uhr zu Bett bringen. Außerdem sollten Sie sicherstellen, dass das Baby gewickelt und gefüttert ist und bequeme Sachen trägt.

F: UND WENN MEIN KIND NICHT AUFHÖRT ZU WEINEN?

A: Wenn Ihr Kind sich nicht trösten lässt oder für Ihren Geschmack zu viel weint, dann holen Sie es aus dem Zimmer und legen Sie eine Pause ein. Prüfen Sie, ob die Windel trocken ist. Sobald es sich beruhigt hat, versuchen Sie es wieder. Wenn es dann wieder weint und Sie denken, dass es zu viel ist, dann bringen Sie es zu Bett wie früher und versuchen Sie es beim nächsten Aufwachen mit dem Schlaftraining.

F: UND WENN MEIN KIND SICH ERBRICHT?

A: Der Würgereflex ist bei Babys sehr stark ausgeprägt und er kann durch das Weinen ausgelöst werden. Dann spuckt Ihr Baby alles aus, was es zuletzt gegessen hat. Die Eltern denken dann meist, es läge daran, dass das Schlaftraining das Kind so aufregt. Meiner Erfahrung nach erbrechen die Kinder sich, weil sie unmittelbar vor dem Schlafenlegen noch gefüttert wurden. Der ausgeprägte Würgereflex sorgt dann dafür, dass alles wieder rauskommt. Wenn Ihr Kind zum Erbrechen neigt, achten Sie darauf, dass Sie es mindestens 30, besser noch 45 Minuten vor der Schlafenszeit füttern. Wenn Ihr Kleines sich erbricht, dann müssen Sie natürlich seine Kleidung wechseln und es trösten. Verschieben Sie das Schlaftraining auf den nächsten Abend oder das nächste nächtliche Erwachen. Wenn Sie denken, dass Ihr Kind nicht nur durch das Weinen zum Erbrechen gereizt wird, rufen Sie Ihren Kinderarzt an.

F: UND WENN MEIN BABY HUNGRIG IST?

A: Wenn Sie denken, dass Ihr Kleines hungrig ist, dann sollten Sie es natürlich füttern! Ganz einfach! Achten Sie darauf, dass es beim Füttern wach bleibt, damit es hinterher von selbst einschlafen kann. Öffnen Sie den Schlafanzug, kitzeln Sie es an den Füßchen und hören Sie auf, es zu füttern, wenn es nicht brav schluckt. Wenn es trotzdem einschläft, wechseln Sie die Windel. Da wird es wenigstens ein bisschen wach. Legen Sie es danach wieder hin, hat es das Gefühl, allein in seinen Schlafraum einzutauchen.

F: WOHER WEISS ICH, OB MEIN KIND GENUG GESCHLAFEN HAT UND OB ICH ES NICHT BESSER WIEDER HINLEGEN SOLLTE?

A: Wenn Sie es vor gut zehn Stunden schlafen gelegt haben, dann ist Ihr Baby vielleicht bereit für den Tag. Wenn das vor 6.00 Uhr morgens der Fall ist, dann lassen Sie Ihrem Kind ein bisschen Zeit. Vielleicht schläft es ja auch wieder ein. Wenn klar ist, dass das Baby wach ist, dann sollten Sie mit ihm Ihren Tag beginnen!

F: UND WENN DAS SCHLAFTRAINING ZU ANSTRENGEND WIRD?

A: Wenn das Schlaftraining Sie anstrengt, dann hören Sie sofort damit auf! Die Erfahrung sollte positiv ausfallen, und Sie sollten das Gefühl haben, es schaffen zu können. Schließlich tun Sie das Beste für Ihr Kind. Haben Sie dieses Gefühl nicht, wird es nicht klappen. Und es wird schwierig werden, das Schlaftraining umzusetzen. Vielleicht ist jetzt einfach noch nicht der richtige Zeitpunkt gekommen. Wenn es so weit ist, wissen Sie immerhin schon alles, was Sie wissen müssen, um Erfolg zu haben.

Nach den sieben Tagen

Sie haben Ihrem Kind ein großartiges Geschenk gemacht: die Grundlagen für lebenslangen gesunden Schlaf! Jetzt, wo Sie und Ihr Goldstück die harten Zeiten hinter sich gebracht haben, wollen wir einen Blick darauf werfen, wie Sie die positiven Schlafgewohnheiten Ihres Kindes weiter verstärken können. Und was zu tun ist, falls es zu Rückfällen kommt.

1 **Tipps und Tricks**

2 **Schluss mit nächtlichen Imbissen**

3 **Das Nickerchen**

4 **Anpassung an den geänderten Stundenplan**

5 **Wie Sie mit Rückschlägen fertigwerden**

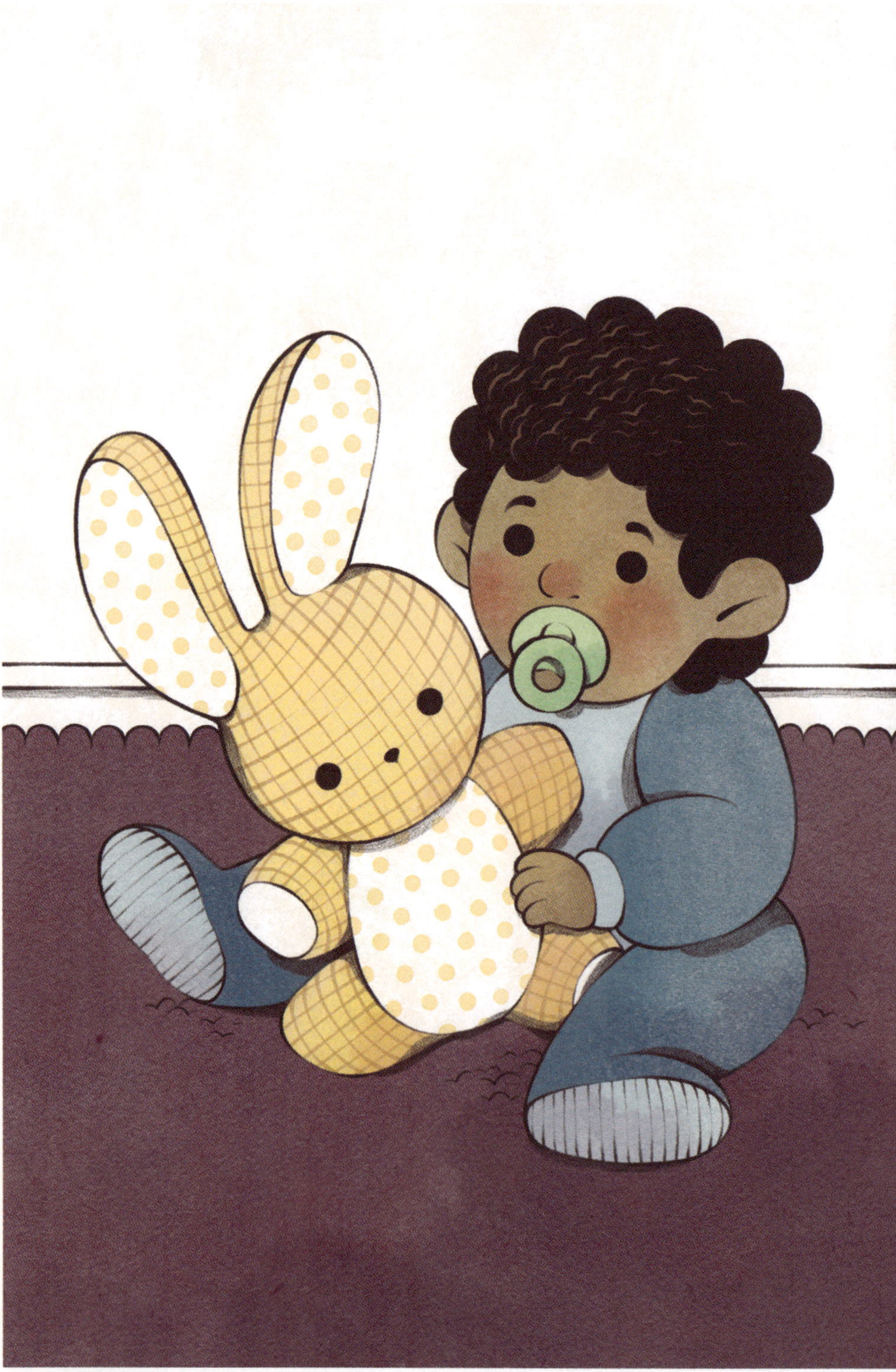

SCHRITT 1:

Tipps und Tricks

WIE WIR VOM WACHZUSTAND IN DEN SCHLAF ÜBERGEHEN, ist ein höchst komplexer Prozess, zu dem ein wenig mehr nötig ist als das Umlegen des Lichtschalters. Wir haben uns ja schon mit Einschlaftricks beschäftigt wie dem Tragen, dem Schaukeln oder dem Autofahren. Wenn Ihr Kind ohne diese Maßnahmen nicht einschläft, bleibt es vermutlich die ganze Nacht wach, falls es sie nicht bekommt. Es gibt aber auch Einschlafhilfen, die ganz nützlich sein können.

Schließlich haben wir alle unsere kleinen Macken, wenn es ums Einschlafen geht, ob es nun die Lieblingsdecke ist oder eine bestimmte Art, das Kissen zurechtzurücken. Auch eine bestimmte Körperhaltung beim Einschlafen ist für die meisten Menschen unverzichtbar. Außerdem wachen die meisten Menschen nachts zwischendrin auf. Das ist einfach Teil des Schlafvorgangs. Und natürlich greifen wir dann auf dieselben Tricks zurück, die wir schon abends zum Einschlafen angewendet haben. Häufig merken wir das noch nicht mal. Genau dann ist eine Einschlafhilfe auch gut und richtig: wenn wir nicht mal merken, dass wir davon Gebrauch gemacht haben. Dann gleiten wir nämlich zurück in den Schlaf, ohne dass die Einschlafhilfe uns stört.

Gute Einschlafhilfen für Babys und Kleinkinder sind zum Beispiel eine gleichbleibende Struktur des Betttuchs oder eine Lieblingsdecke. Die zwei am häufigsten verwendeten Einschlafhilfen sind der Schnuller und das Lieblingsstofftier. Wie aber können wir uns sicher sein, dass beides nicht zum Problem wird?

Zum optimalen Schnuller-Gleichgewicht

Babys kommen zur Welt mit dem angeborenen Bedürfnis zu saugen. Ein Schnuller stellt also eine prima Einschlafhilfe dar. Er hilft dem Kind, ruhig zu bleiben und einzuschlummern. Das Schöne am Schnuller ist, dass Ihr Kind ihn im Alter von fünf bis sieben Monaten ganz von selbst nehmen kann, was wiederum das Einschlafverhalten fördert. Daher halte ich den Schnuller für eine sinnvolle Einschlafhilfe.

Ein jüngeres Kind kann sich seinen Schnuller nicht so schnell wieder in den Mund stecken, wenn er ihm im Schlaf herausfällt. Das ist also nicht ganz so einfach, aber normalerweise dauert diese Phase nicht lange. Und während dieser ersten Monate stillen Sie Ihr Kind wahrscheinlich auch nachts, sodass Sie ihm den Schnuller danach geben können. Die problematische Phase beginnt, wenn das Kind nachts nicht mehr gefüttert werden muss oder längere Zeit ohne auskommt, aber aufwacht, weil es seinen Schnuller verloren hat. Wenn es ihn nicht selbst holen kann, sollten Sie ihm den Schnuller nicht wieder anbieten. Versuchen Sie es lieber mit anderen Trösterchen und gehen Sie öfter mal ins Schlafzimmer, wie wir dies beim Sieben-Tage-Plan besprochen haben. Ihr Kind kann den Schnuller schon haben, wenn es einschläft. Aber wenn er rausfällt, versuchen Sie besser, es auf andere Weise abzulenken.

Wacht Ihr Baby aber immer wieder auf, weil es seinen Schnuller will, dann ist es am besten, diesen ganz wegzulassen. Geben Sie ihm den Schnuller erst gar nicht und versuchen Sie, es auf andere Weise zu trösten, bis es den Schnuller vergessen hat. Das dauert gewöhnlich ein paar Tage bis zu einer Woche.

Versuchen Sie es mit dem Schmusetier

Ein »Schmusetier« oder Übergangsobjekt, wie die Psychologie das nennt, ist ein ausgezeichnetes Hilfsmittel, um ein Baby zum Einschlafen zu bewegen und es in nächtlichen Wachphasen zu beruhigen. Allerdings heißt

EXTRA-INFO: WIE MAN DEN SCHNULLER WIEDER LOSWIRD

Wenn Ihr Baby sich auf den Schnuller einlässt, kommt noch eine weitere schwierige Phase auf Sie zu: die Entwöhnung. Denn irgendwann ist Ihr Baby ein Kleinkind und zu alt für den Schnuller. Viele Kinderärzte und Zahnärzte empfehlen, Zweijährigen den Schnuller wegzunehmen, damit sie keine Zahn- und Kieferprobleme bekommen. Das kann für Eltern und Kinder schwierig werden, aber auch hier gibt es verschiedene Möglichkeiten, die Spaß machen.

- **DIE SCHNULLERFEE.** Erzählen Sie Ihrem Kind, dass nun bald die Schnullerfee kommt und alle Schnuller einsammelt, um sie den ganz Kleinen zu geben, die einen Schnuller brauchen. Aber natürlich ist die Schnullerfee ein freundliches Wesen und hinterlässt eine Dankeschön-Karte und ein kleines Geschenk.
- **DER MÜLLEIMER.** Ich weiß, das hört sich schrecklich an, aber für manche Kinder ist der Mülleimer das einzig klare Signal, dass jetzt etwas für immer verschwunden bleibt. Die meisten Kinder wissen recht gut, dass Dinge, die im Mülleimer landen, nie wieder auftauchen. Erklären Sie Ihrem Kind also, dass es sich vom Schnuller verabschieden muss. Dann lassen Sie es alle Schnuller einsammeln und in den Müll werfen. Und schon sind sie weg! Belohnen Sie Ihr Kind für seinen Mumm mit einem kleinen Geschenk.
- **BUILD A BEAR.** Lassen Sie es auf der Webseite von Build a Bear (https://www.buildabear.de/kollektionen/) sein eigenes Kuscheltier designen und sagen Sie ihm, dass es dem Tier den Schnuller geben müsse, weil dieses sonst weint. So hat es ein neues Lieblingstier und den Schnuller.

es immer, dass ein Kind in den ersten zwölf Monaten nichts im Bettchen haben sollte – nicht mal eine Decke. Sie können das Schmusetier im ersten Lebensjahr dazu verwenden, dass Ihr Kind ruhiger wird und sich auf den Schlaf vorbereitet, aber Sie sollten das Tier nicht im Bettchen liegen lassen. Sonst steigt das Risiko für einen plötzlichen Kindstod.

Es gibt eine ganze Reihe »Schmuseobjekte«: Das können Decken sein, Mamas T-Shirt, Plüschtiere oder sogar ein lustiges Tier auf seinem Lätzchen. Babys assoziieren die Textur, die Farben und den Geruch dieses Objekts mit angenehmen Erfahrungen.

Manche Babys nehmen so ein Übergangsobjekt mit Wonne an, andere hingegen zeigen nicht das geringste Interesse. Hier ein paar Tipps, wie Sie Ihr Kind dazu bringen, ein Schmusetier anzunehmen:

GEBEN SIE IHREM KIND DAS OBJEKT, WENN ES GEFÜTTERT WIRD. So bauen die meisten Kinder eine Bindung zu ihrem Schmuseobjekt auf. Beim Füttern fühlen sie sich wohl. Wenn sie in diesem Moment ein Plüschtier halten, übertragen sie diese positiven Gefühle auf das Objekt. Nach einiger Zeit weiß das Baby, dass das Schmusetier für Behaglichkeit und Sicherheit steht. Wenn Ihr Kind noch zu jung ist, um es zu halten, dann streichen Sie während des Fütterns damit seine Wange. Auch so entsteht eine enge Bindung.

LASSEN SIE IHREM KIND DIE WAHL. Achten Sie darauf, welches Objekt bei Ihrem Kind Interesse weckt. Knuddelt es gerne einen bestimmten Teddy? Beruhigt es sich, wenn es mit dem Lätzchen spielt? Sucht es immer wieder nach demselben Spielzeug? All dies sind Hinweise, dass Ihr Baby sich von diesem Ding angezogen fühlt – und dass es folglich zum Schmuseobjekt werden könnte.

VERSUCHEN SIE NICHT, EINE BINDUNG ZU ERZWINGEN. Wenn Ihr Baby kein Interesse an einem bestimmten Objekt entwickelt, dann sollten Sie es auch nicht weiter drängen. Manche Babys lassen sich damit Zeit, andere wollen eigentlich nur eines: in Ihren Armen liegen.

SCHRITT 2:

Schluss mit nächtlichen Imbissen

DIE MEISTEN EXPERTEN SIND SICH EINIG, dass ein Kind zwischen drei und sechs Monaten durchschlafen kann, ohne gefüttert werden zu müssen. Doch obwohl Ihr Kind in seiner Entwicklung so weit ist, dass es das nächtliche Füttern nicht mehr *braucht,* um zu wachsen, wird es vermutlich nachts aufwachen und gefüttert werden *wollen,* um besser einschlafen zu können. Hundertprozentig sicher können Sie sich nicht sein, ob Ihr Baby nun vor Hunger aufwacht oder weil es nuckeln will. Zwei Dinge sollten Sie allerdings beachten:

- » Wenn Ihr Baby nur saugt und nicht richtig schluckt, dann will es nuckeln.
- » Wenn es einschläft, sobald Sie anfangen, es zu füttern, und wenn es sich nicht wirklich für die Nahrung interessiert, dann könnte dies ein Zeichen sein, dass es gefüttert werden möchte, weil es Nähe sucht.

Natürlich kann es auch sein, dass Ihr Baby trinkt, einfach weil das Angebot da ist – so wie Sie zu Ihrer Leibspeise nicht Nein sagen, wenn man sie Ihnen kredenzt. Selbst wenn Sie kein bisschen Hunger haben!

Wenn Sie nicht sicher sind, fragen Sie am besten Ihren Kinderarzt, ob Ihr Kind nachts noch gefüttert werden muss. Bei dieser Frage spielen verschiedene Faktoren eine Rolle, zum Beispiel Alter, Gewicht, Wachstumsverlauf und Entwicklung. Sobald Ihr Kinderarzt grünes Licht gibt, können Sie Ihrem Kind auf verschiedene Arten beibringen, dass nächtliches Füttern nun keine Alternative mehr ist.

Kalter Entzug

Das ist die direkteste Methode, aber Sie sollten vorher wirklich geklärt haben, ob Ihr Kinderarzt dies für richtig hält. Wenn der Arzt bestätigt, dass Ihr Kind keine nächtliche Fütterung mehr braucht, können Sie zur Tat schreiten. Wenn Ihr Kind jetzt nachts aufwacht, geben Sie ihm kein Fläschchen mehr, sondern trösten oder streicheln es nur noch.

Hat Ihr Baby wirklich nur genuckelt, um Ihre Nähe zu spüren, kann das durchaus klappen. Hier vermitteln Sie die klare Botschaft, dass es von nun an keine nächtlichen »Snacks« mehr gibt. Anfangs ist das Baby darüber vermutlich empört, andererseits gewöhnt es sich auch schnell daran. Am Ende haben Sie mit weniger Tränen zu kämpfen, weil diese Kinder schnell lernen, von selbst wieder einzuschlafen. Ist Ihr Kind aber an umfangreiche Fütterungen jede Nacht gewöhnt, dann hat es wenig Sinn, ihm diese abrupt zu entziehen. In diesem Fall sollten Sie eine langsamere Entwöhnung in Betracht ziehen.

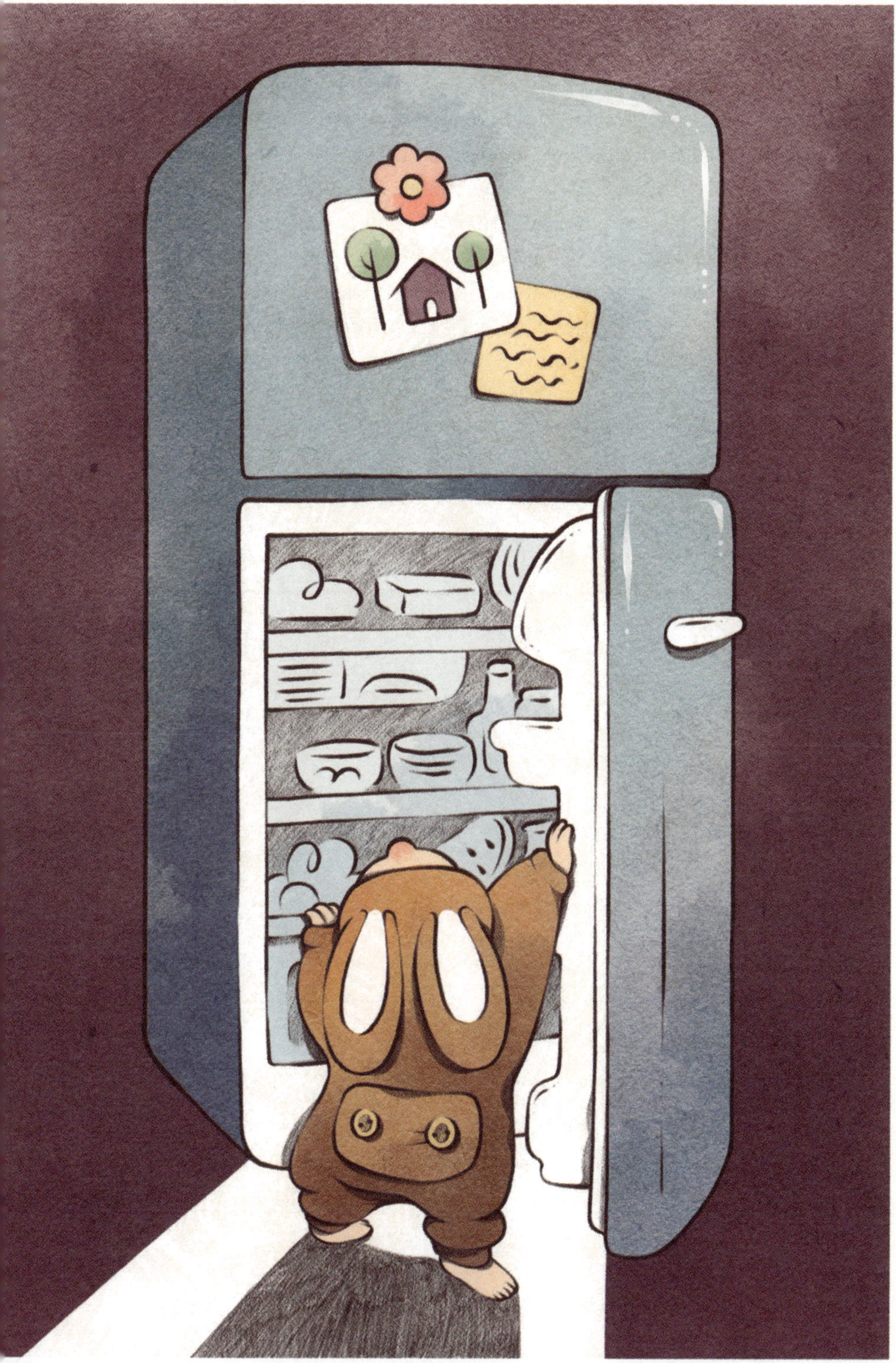

Wie Sie Ihr Kind langsam entwöhnen

Geben Sie Ihrem Kind bei jeder Aufwachphase etwas weniger zu trinken. Trinkt das Baby zum Beispiel zweimal pro Nacht circa 125 Milliliter, dann geben Sie zuerst zweimal nächtlich 100 Milliliter Nach ein paar Tagen reduzieren Sie auf 75 Milliliter pro Fütterung, dann auf 50 Milliliter und so weiter. Wenn Sie stillen, kürzen Sie einfach die Stillzeit entsprechend ab. Die Menge lässt sich hier ja schlecht reduzieren. Auf jeden Fall sollten Sie nur schrittweise vorgehen.

Die Tabelle unten ist als Vorschlag gedacht. Es handelt sich hier um ein Kind, das nachts circa 175 Milliliter trinkt beziehungsweise 20 Minuten lang gestillt wird.

	FLÄSCHCHEN	STILLEN
1. NACHT	150 ml	15 Minuten
2. NACHT	125 ml	12 Minuten
3. NACHT	100 ml	10 Minuten
4. NACHT	75 ml	8 Minuten
5. NACHT	50 ml	5 Minuten
6. NACHT	25 ml	2 Minuten
7. NACHT	Kein Fläschchen	Kein Stillen

Das ist nur ein Beispiel. Bitte sprechen Sie mit Ihrem Kinderarzt, bevor Sie mit dem nächtlichen Füttern/Stillen aufhören

Wie Sie beide Methoden kombinieren

Sie können beide Ansätze auch kombinieren. Streichen Sie zum Beispiel das Nuckeln zu Beginn der Nacht, das weniger mit Hunger zu tun hat. Wenn Ihr Baby aber nach einer längeren Schlafphase erwacht und trinken will, gehen Sie nach dem Modell für die langsame Entwöhnung vor.

Nehmen wir einmal an, Ihr Baby wacht jeden Tag um 22.00 Uhr auf. Sie wissen, dass es nicht hungrig sein kann, weil Sie es vor dem Zubettgehen gefüttert haben. In diesem Fall trösten Sie es mit Worten oder Streicheleinheiten, bis es wieder einschläft. Wenn es dann um 2.00 Uhr morgens nochmals aufwacht, dann geben Sie ihm die Brust oder das Fläschchen, aber eben nicht mehr so lange beziehungsweise nicht mehr so viel wie früher. So wie es Ihr Entwöhnplan vorsieht.

Der Einschlafhilfen-Deal

Sie können das Trösterchen-Nuckeln auch unterbinden, indem Sie es gegen eine andere Form der Einschlafhilfe austauschen. Natürlich erfüllt das Füttern seine Funktion sehr gut. Daher ist es auch schwierig, das Kind davon zu entwöhnen. Lässt sich Ihr Kind stattdessen schaukeln oder herumtragen, dann haben Sie schon einen wichtigen Schritt vorwärts gemacht, denn dies lässt sich später leichter abstellen. Wenn ein Baby erst mal gelernt hat, sich aufs Füttern als Einschlafhilfe zu verlassen, dann findet es andere Methoden meist nicht besonders aufregend. Versuchen Sie es trotzdem. Vielleicht lässt es sich ja ablenken.

NOCH EIN TIPP! Da sich das Trostnuckeln hauptsächlich nachts abspielt, sollten Sie Ihren Trösterchen-Ersatz bereithalten. Machen Sie es kurz, denn sonst wird Ihr Kleines nur noch wacher. Ein bisschen Wiegen, Tragen oder ein liebevolles Zuflüstern wirkt oft Wunder.

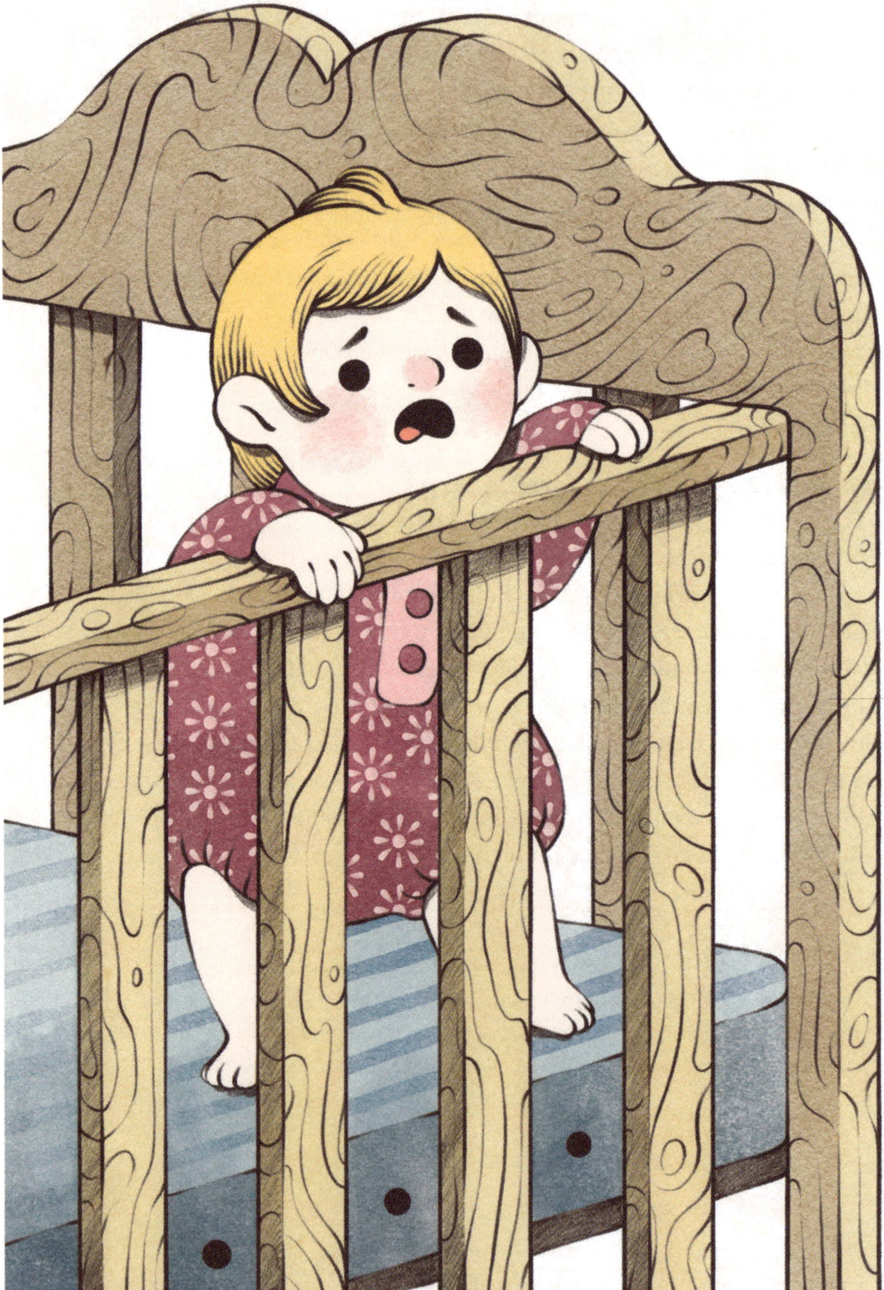

SCHRITT 3:

Das Nickerchen

MANCHMAL VERBESSERT SICH DAS EINSCHLAFEN TAGSÜBER ganz von selbst, wenn die Schlafroutine greift. Manchmal aber braucht es auch hier ein bisschen Training. Es ist wichtig, dass Sie konsequent bleiben, was die Schlafroutine angeht. Wenn Sie sich beim Nickerchen also genauso verhalten wie beim Einschlafen, wird sich der Schlafrhythmus Ihres Kindes schnell verbessern. Hier ein paar Tipps zum Nickerchen-Training.

Legen Sie einen Stundenplan fest

Ihr Baby zur richtigen Zeit schlafen zu legen, ist sehr wichtig, vor allem, wenn es mehr als zwei Nickerchen am Tag macht. Achten Sie darauf, ob Ihr Kind Anzeichen von Schläfrigkeit zeigt. So können Sie am besten darüber befinden, wie lange es zwischen den Schläfchen aufbleiben kann. Der Trick ist natürlich, den Mittelweg zu treffen: Ihr Kind nicht zu müde werden zu lassen, aber andererseits doch müde genug, dass es mühelos einschläft.

Sobald Ihr Kind nur noch zweimal pro Tag schläft und dabei durchschläft, klappt es meist ganz gut, wenn Sie es immer zur selben Zeit zum Nickerchen betten. Seine innere Uhr wird ihm helfen, sich an den Stundenplan zu gewöhnen, wenn Sie ihn durchziehen.

In der Folge ein paar Tipps für verschiedene Altersgruppen:

ALTER	NICKERCHEN	SCHLAFENSZEIT
3 bis 4 Monate	1,5 bis 2 Std. wach zwischen den Schläfchen	20.00 bis 20.30 Uhr
6 bis 7 Monate	2,5 Stunden wach zwischen den Schläfchen	18.30 bis 19.00 Uhr (bei 2 Nickerchen) 19.00 bis 20.30 Uhr (bei 3 Nickerchen)
8 bis 10 Monate	9.00 oder 10.00 Uhr fürs erste Nickerchen 14.00 Uhr für das zweite	19.00 bis 20.00 Uhr
12 bis 18 Monate	10.00 und 14.00 (2 Nickerchen) 11.30 oder 12.00 Uhr (1 Nickerchen)	20.00 bis 20.30 Uhr (bei 2 Nickerchen) 19.00 bis 19.30 Uhr (bei 1 Nickerchen)

Setzen Sie auch hier auf Ihr Schlafritual

Nickerchen sollten ebenso einem bestimmten Ritual folgen wie die abendliche Schlafenszeit. Dieses signalisiert Ihrem Kind, dass es jetzt Zeit zum Schlafen ist. So kann es seine Gewohnheiten ausbilden. Außerdem sollte das Ritual so simpel sein, dass es überall durchgeführt werden kann, auch unterwegs. Wie wäre es zum Beispiel mit Windelwechseln, Kuscheln und einem Schlüsselsatz wie »Zeit zum Schlafen, Schätzchen«? Und dann betten Sie Ihr Goldstück zur Ruhe.

Legen Sie Ihr Kind wach ins Bettchen

Auch das Nickerchen macht Baby gelegentlich Schwierigkeiten, sodass dabei oft die Tränen fließen. Aber hier können Sie Ihr Kind wirklich wirksam unterstützen! Wir haben ja schon darüber gesprochen, wie wichtig es ist, Ihr Goldstück wach schlafen zu legen. Auf diese Weise lernt Ihr Kind, auch dann von selbst einzuschlafen, wenn es zwischendrin mal aufwacht. Das gilt natürlich auch für das Nickerchen am Tag. Für ein Baby kann es sehr schwierig sein, tagsüber wieder einzuschlafen. Daher fällt das Nickerchen bei den meisten Babys eher kurz aus.

Das Nickerchen-Training umfasst dieselben Schritte wie das Schlaftraining:

1. Nach dem Nickerchen-Ritual legen Sie Ihr Baby wach ins Bettchen.
2. Sehen Sie in bestimmten Zeitabständen nach Ihrem Kind. Trösten Sie es, wenn es weint (siehe Seite 64–67).
3. Wenn Ihr Baby nach einer Stunde immer noch nicht schläft, nehmen Sie es aus dem Bett und verlassen Sie den Raum. Machen Sie 20 bis 25 Minuten Pause und versuchen Sie es dann nochmals.
4. Schreit Ihr Baby in einem fort und erlebt das Einschlafen als schrecklich, sollten Sie es vielleicht schon früher aufnehmen. Vielleicht war der Zeitpunkt zum Einschlafen nicht glücklich gewählt. Manchmal haben Sie eher Erfolg, wenn Sie eine Pause einlegen und es zu einer anderen Zeit noch einmal versuchen.

NOCH EIN TIPP! Widerstehen Sie dem Impuls, bei jedem Geräusch, das Ihr Kind während des Nickerchens macht, sofort in sein Zimmer zu rennen. Vergessen Sie nicht, dass Babys zwischen den Schlafzyklen immer mal wieder leichte Wachphasen haben. Es braucht mehrere Minuten, bis ein Kind ganz wach ist. Wenn Sie es ganz einfach liegen lassen, nickt es vielleicht wieder ein und es macht nicht nur ein kurzes Schläfchen.

Alles in allem lässt sich sagen: Verlassen Sie sich auf Ihr Bauchgefühl. Es ist Ihr Kind und niemand kennt es so gut wie Sie! Wenn Sie den Bedürfnissen Ihres Kleinen folgen und nichts erzwingen wollen, werden Sie das Nickerchen- und Schlaftraining gemeinsam meistern.

Häufig gestellte Fragen zum Nickerchen

F: WAS MACHE ICH, WENN MEIN KIND SEIN NICKERCHEN VERPASST HAT?

A: Wenn Sie unterwegs sind oder die Zeit vergessen haben und Ihr Kind deshalb sein Nickerchen nicht gemacht hat, legen Sie es einfach hin, sobald Sie können. Am späten Nachmittag allerdings sollte es höchstens ein kurzes Nickerchen machen, sonst schläft es abends nicht ein. Ist das verpasste Nickerchen das letzte für diesen Tag, können Sie es ganz weglassen und Ihr Kind stattdessen eher zu Bett bringen.

F: UND WENN MEIN KIND TAGSÜBER NICHT SCHLAFEN WILL?

A: Weigert sich Ihr Kind, tagsüber einzuschlafen, ist aber völlig übermüdet und deshalb quengelig, packen Sie es in eine Babytrage oder -wippe, wo es schläfrig werden kann, Sie es aber trotzdem immer im Auge haben. Während des Schlaftrainings sollte dies nicht zur Regel werden, aber als letzter Ausweg ist es durchaus mal akzeptabel. Am Spätnachmittag sollten Sie Ihr Kind dann nach einem kurzen Schläfchen wecken, damit es abends nicht zu munter ist. Oder Sie lassen das Nickerchen weg und legen es früher schlafen.

F: WAS, WENN MEIN KIND NUR GANZ KURZ EINNICKT?

A: Babys, die stark von Einschlafhilfen abhängig sind, schlafen häufig nur kurz. Ist es an seine Einschlafhilfe gewöhnt, schläft es meist einen Schlafzyklus (30 bis 45 Minuten) durch. Dann wacht es auf und will seine Einschlafhilfe haben. Das führt letztlich dazu, dass Ihr Kind immer nur kurze Schlafperioden bekommt. Doch das Problem löst sich von selbst, sobald Ihr Kind gelernt hat, alleine einzuschlummern. Sie können diesen Vorgang unterstützen, indem Sie einige Minuten warten, um zu sehen, ob es von

SICHERHEITS-CHECK

✓ Stellen Sie sicher, dass Ihr Kind unter Aufsicht ist, wenn es im Autositz oder im Kinderwagen schläft. Die Organisation gegen den plötzlichen Kindstod empfiehlt: Babys von zwölf Monaten oder jünger sollten immer auf dem Rücken schlafen, in einem Bett mit einer festen Matratze und ohne lockeres Bettzeug wie Decken oder Ähnliches. Natürlich schläft Ihr Kind häufig im Autositz ein. In diesem Fall sollte das Kind überwacht werden. Wenn dies nicht geht oder seine Schlafposition ein Sicherheitsrisiko darstellt, legen Sie es in sein Bettchen.

selbst wieder einnickt. Das Kind in diesem Moment aus dem Bettchen zu nehmen, verstärkt den eher unruhigen Schlaf noch. Schließlich vermitteln Sie ihm damit die Botschaft, dass das Nickerchen vorüber ist.

F: UND WENN ICH WEGMUSS, WÄHREND MEIN BABY EIGENTLICH SEIN NICKERCHEN MACHEN SOLLTE?

A: Eltern glauben meist, dass sie daheim in ihren vier Wänden sein müssen, wenn das Nickerchen fällig wird. Machen Sie sich bitte nicht verrückt! Die Wahrheit ist: Sie müssen nicht ständig daheim sein. Wenn Ihr Kind sein Nickerchen mal im Kinderwagen oder im Auto macht, ist das ganz in Ordnung. Sie werden die gesunden Schlafgewohnheiten Ihres Kindes nicht durchkreuzen, wenn Sie an diesem Tag mal in den Park gehen möchten und Ihr Kleines auf dem Heimweg einnickt. Wenn Ihr Baby schlafen will, wenn Sie noch unterwegs sind, dann lassen Sie es schlafen. Achten Sie nur darauf, dass es möglichst zur gleichen Zeit einschläft wie sonst. Und lassen Sie es nicht länger schlafen als üblich, sonst ist es abends nicht müde. Ansonsten gehen Sie aus und amüsieren Sie sich mit Ihrem Kleinen!

F: WAS MACHE ICH, WENN MEIN BABY UNGEPLANT AUF DEM HEIMWEG IM AUTO EINSCHLÄFT?

A: Dann lassen Sie Ihr Kind einfach schlafen. Wenn der Heimweg lang ist, kann das Kind wenigstens ein Nickerchen machen. Wenn Sie nach Hause kommen, nehmen Sie es mit dem Autositz aus Ihrem Wagen und stellen diesen in einen abgedunkelten Raum. Bleiben Sie eine Weile dort. Versuchen Sie nicht, Ihr Kleines aus dem Autositz zu holen und ins Bettchen zu legen. In 99 Prozent der Fälle wacht es dabei nämlich auf. Das klappt gewöhnlich nur am Abend, wenn Schlafenszeit ist. Dann nämlich ist der Schlaf tiefer. Vergessen Sie nicht: Sicherheit steht an erster Stelle. Sorgen Sie dafür, dass Sie Ihr Baby im Auge haben, oder legen Sie es ins Bettchen, wenn Sie das Gefühl haben, seine Schlafposition sei alles andere als ideal. In diesem Fall müssen Sie riskieren, dass Ihr Kind aufwacht.

F: MEIN BABY KANN SICH MIT DEM AUTOSITZ NICHT ANFREUNDEN. ES SCHREIT WIE AM SPIESS, WENN ICH ES REINSETZE. IST DAS NORMAL?

A: Es kommt relativ häufig vor, dass Kinder den Autositz hassen, vor allem, wenn sie nicht gelernt haben, allein einzuschlafen. Es weiß, dass es ohne seine Einschlafhilfe Schwierigkeiten mit dem Schlafen hat. Und der Autositz ist sozusagen eine »hilfefreie« Zone. Anders ausgedrückt: Es weiß sehr gut, dass Mama und Papa nicht angeeilt kommen, um es zu füttern oder herumzutragen, wenn es im Autositz hockt. Babys, die zum Einschlafen auf Unterstützung der Eltern hoffen, mögen den Kindersitz gewöhnlich nicht, bis sie nicht gelernt haben, von selbst einzuschlafen. Sobald dieser Schritt geschafft ist, wird Ihr Baby den Autositz lieben – vielleicht mehr, als ihm guttut.

F: SOLLTE DAS ZIMMER WÄHREND DES NICKERCHENS ABGEDUNKELT WERDEN?

A: Ich empfehle, dass Babys Schlafzimmer während des Schlaftrainings so dunkel wie möglich ist. Licht erschwert Ihrem Kind nur das Einschlafen. Auch tagsüber ist es schwierig einzuschlafen. Schließlich hat Ihr Kind Angst, es könnte etwas verpassen! Alles, was hilft, ist erlaubt. Also probieren Sie es ruhig mal aus.

F: WENN ICH DEN RAUM, IN DEM MEIN BABY SCHLÄFT, ABER STÄNDIG ABDUNKLE, WIRD ES DANN WOANDERS ÜBERHAUPT NOCH EINSCHLAFEN? HABEN SIE DA EIN PAAR TIPPS?

A: Ein dunkler Raum unterstützt das Einschlafen, doch sobald der Schlafdruck (das Bedürfnis nach Schlaf) groß genug ist, wird Ihr Kind ohnehin schlafen. Es schläft auf jeden Fall, wenn es müde genug ist. Wenn es hell bleibt, Ihr Kind aber an einen dunklen Raum gewöhnt ist, wird es vielleicht mehr Schwierigkeiten machen als sonst, aber am Ende schläft es mit Sicherheit. Das Problem ist weniger, dass es eigentlich an einen dunklen Raum gewöhnt ist. Jedem Menschen fällt es von Natur aus schwerer, in einer hellen Umgebung einzuschlafen, weil Licht die Freisetzung des Schlafhormons Melatonin blockiert.

F: MUSS MEIN BABY BEIM NICKERCHEN EINEN SCHLAFANZUG TRAGEN ODER IN SEINEN SCHLAFSACK GEPACKT WERDEN?

A: Fürs Nickerchen müssen Sie Ihr Kind nicht extra umziehen, solange es bequeme Sachen trägt und nichts einschnürt oder es auf Reißverschlüssen beziehungsweise Knöpfen liegt. Ein Schlafsack kann hilfreich sein, weil er wie eine Decke funktioniert, aber mehr Sicherheit gewährleistet. Ihr Kind hat es darin warm und bequem. Für manche Babys ist der Schlafsack das Übergangsobjekt schlechthin. Außerdem erlaubt er Ihrem Kind, auf den Bauch zu rollen, wenn es das möchte. Und es kann seine Beine in alle Richtungen bewegen.

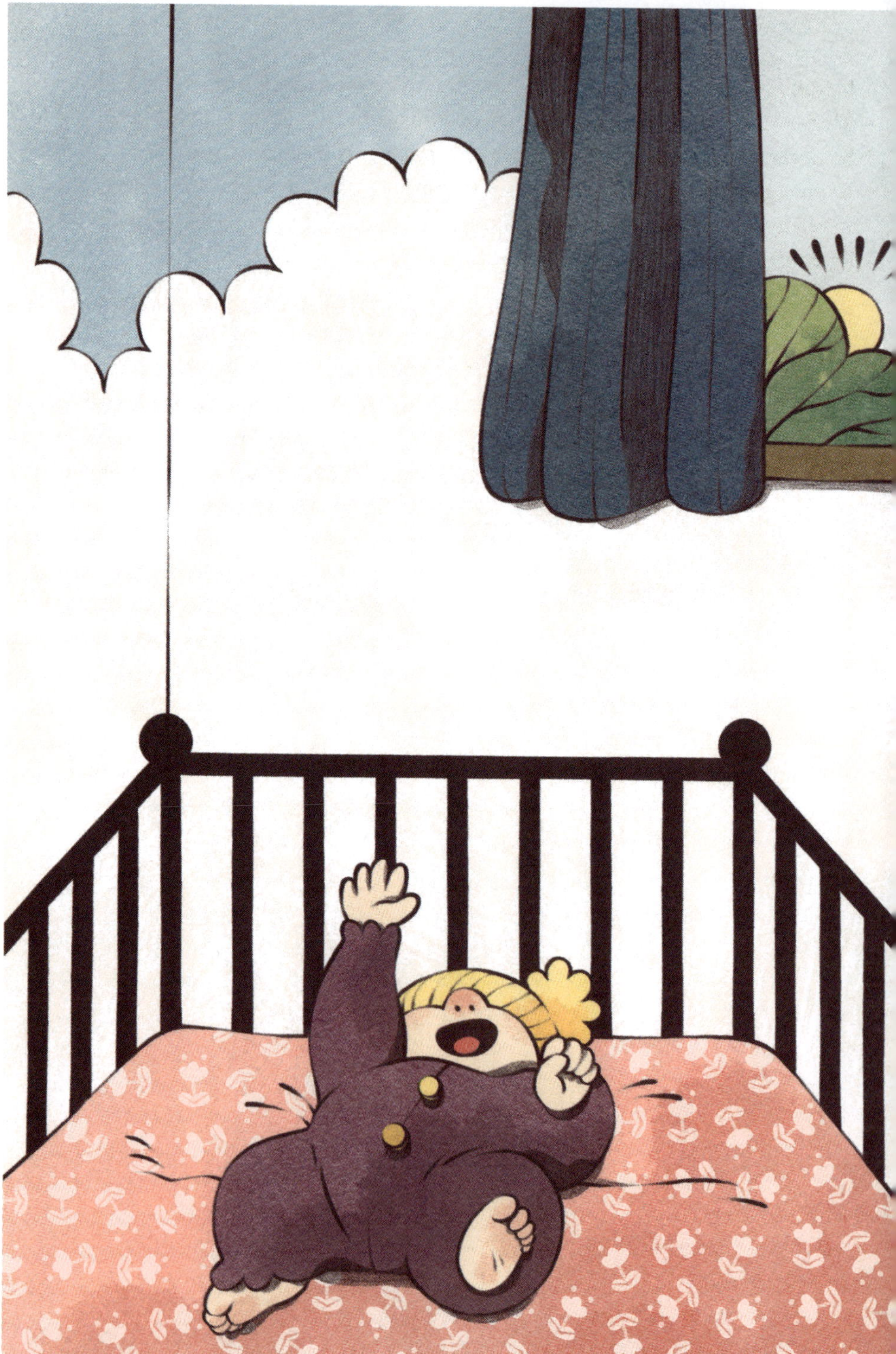

SCHRITT 4:

Anpassung an den geänderten Stundenplan

MIT DEM HERANWACHSEN ÄNDERT SICH DAS SCHLAFBEDÜRFNIS IHRES KINDES, und meist kann man dann ein Nickerchen weglassen oder die Schlafenszeit verschieben. Doch zu diesen Veränderungen kommt es meist gerade dann, wenn alles bestens läuft. Und das bedeutet neuen Ärger. Aber keine Angst: Die Tipps in diesem Abschnitt werden Ihnen helfen, auch diese Übergangszeiten zu meistern.

Wie Sie Ihr Kind dabei unterstützen, ein Nickerchen wegzulassen

Sobald Ihr Kind gelernt hat, auch beim Nickerchen alleine einzuschlafen, ist das Schlafen tagsüber eine Kleinigkeit ... bis es an der Zeit ist, auf eines der Nickerchen zu verzichten! Dann geht erst mal alles durcheinander, aber glücklicherweise gibt es da einen Trick, der mit den Schlafenszeiten zu tun hat.

Folgende Anzeichen geben Ihnen einen Hinweis darauf, dass Ihr Kind so weit ist, dass Sie ein Nickerchen weglassen können:

» Ihr Kind braucht länger, um beim Nickerchen einzuschlafen. Das bedeutet, dass die Wachphase zwischen zwei Schläfchen ausgedehnt werden sollte – was am Ende dazu führt, dass Ihr Kind tagsüber ein Nickerchen weniger braucht.

» Die Tagesschläfchen Ihres Kindes werden kürzer und kürzer. Das fängt meist beim letzten Nickerchen des Tages an, manchmal aber kann man das auch bei den anderen Schläfchen beobachten.

» Ihr Kind wehrt sich gegen das Nickerchen und weigert sich manchmal regelrecht, sich hinzulegen.

» Das letzte Nickerchen des Tages überschneidet sich immer häufiger mit der Schlafenszeit.

Üblicherweise passiert dies in folgenden Altersgruppen:

ALTER	ANZAHL DER NICKERCHEN TAGSÜBER
0 bis 2 Monate	Mehrere Schläfchen
3 bis 4 Monate	4 Nickerchen
4 bis 5 Monate	Übergang zu 3 Nickerchen
6 bis 8 Monate	Übergang zu 2 Nickerchen
10 bis 18 Monate	Übergang zu 1 Nickerchen
22 Monate bis 3 ½ Jahre	Lassen Sie das letzte Nickerchen weg.

Bei einigen Babys ist ganz klar zu erkennen, wann sich der Übergang abzeichnet: Sie wehren sich gegen das Schlafen am Tag und brauchen lange, bis sie eingeschlafen sind. Andere Kinder schlafen zwar tagsüber schnell ein, liegen aber abends dafür lange wach oder fangen gar wieder an, nachts aufzuwachen. In diesen Fällen ist es nicht ganz so klar, dass die Schlafstörungen letztlich auf die Nickerchen zurückgehen. Anfangs merken Sie vielleicht gar nicht, dass Ihr Kind tagsüber zu lange schläft. Daher würde ich Ihnen empfehlen, dass Sie einfach mal versuchshalber ein Nickerchen weglassen, wenn Ihr Kind plötzlich wieder anfängt, Schwierigkeiten beim Einschlafen zu haben. Nehmen Sie dabei ruhig die Tabelle auf der linken Seite zu Hilfe. Wenn Ihr Kind in dem Alter ist, in dem gewöhnlich einer der Übergänge stattfindet, und es entsprechende Anzeichen erkennen lässt, machen Sie ruhig mal einen Test! Wenn es nicht klappen sollte, können Sie immer noch zu Ihrem alten Rhythmus zurückkehren und es ein paar Wochen später noch einmal versuchen.

So klappt das Weglassen der Nickerchen am besten:

VERLÄNGERN SIE DIE WACHPHASEN. Das geschieht ohnehin meist von selbst. Manche Kinder bleiben zwischen den einzelnen Schlafenszeiten länger wach und leiten so den Übergang ein. Stellt er sich nicht von selbst ein, dann verlängern Sie alle Wachphasen Ihres Kindes gleichmäßig um 20 bis 30 Minuten. Tun Sie das nicht, kann es sein, dass Ihr Goldstück abends vor dem Schlafengehen sehr lange wach bleibt, was neue Schwierigkeiten mit sich bringt.

VERSUCHEN SIE ES MIT FRÜHEREM SCHLAFENGEHEN AM ABEND. Gewöhnlich schläft das Kind abends eher ein, wenn Sie tagsüber ein Nickerchen weglassen. Irgendwann allerdings hat das Kind sich an die längeren Wachphasen gewöhnt. Da Sie diese immer nur so lange ausdehnen können, bis Ihr Kleines quengelig und müde wird, ist ein früherer Einschlafzeitpunkt am Abend während einer der Übergangsphasen normal. Doch auch dabei ist Vorsicht geboten. Schließlich muss sich die innere Uhr Ihres Kindes umstellen. Versuchen Sie es also zunächst mal mit höchstens 20 oder 30 Minuten früher, bevor Sie weitere Schritte unternehmen. Dann können Sie den Einschlafzeitpunkt in kleinen Schritten weiter verschieben.

LASSEN SIE IHREM KIND EINE WOCHE ZEIT. Wann immer Sie den Schlafrhythmus Ihres Kindes umstellen, wird es ungefähr eine Woche dauern, bevor seine innere Uhr sich darauf eingestellt hat. Entscheiden Sie frühestens nach einer Woche, ob es richtig war, ein Nickerchen wegzulassen. Wenn Ihr Kind von nun an besser schläft, war es die richtige Entscheidung. Schläft es hingegen schlechter, dann braucht es wohl noch ein paar Wochen, bevor es den Übergang meistert.

AKZEPTIEREN SIE, DASS IHR KIND ABENDS UNLEIDLICH IST. Wenn Ihr Kleines abends quengelt, heißt das nicht, dass der Übergang nicht geklappt hat. Wenn der Abend kommt, wächst der Schlafdruck für Ihr Kind. Der Schlafdruck (das Schlafbedürfnis) ist morgens am geringsten, weil wir uns da ja eine ganze Nacht ausgeruht haben. Im Laufe des Tages steigt der Schlafdruck dann, und die Nickerchen verringern ihn wieder. Am Abend aber ist der Schlafdruck typischerweise hoch. Schließlich sind auch wir Erwachsene am Ende des Tages müde und launisch. Und nur ein gesunder Nachtschlaf kann dies beheben. Solange Ihr Kind gut schläft und im Allgemeinen glücklich und zufrieden scheint, ist zunehmendes Quengeln am Abend ganz in Ordnung.

Wie Sie den Schlafplan Ihres Kindes sinnvoll ändern

Idealerweise sollte ein Kleinkind zwischen 19.00 und 20.30 Uhr zu Bett gehen und zwischen 6.00 und 8.30 Uhr morgens aufwachen. Wenn beides zu früh oder zu spät passiert, kann dies zu Schlafstörungen führen. Wann Ihr Kind aufwacht, hängt meist davon ab, wie viele Stunden es nachts geschlafen hat. Haben Sie das Gefühl, der Schlafrhythmus Ihres Kindes sollte verändert werden, dann sollten Sie das wie folgt anpacken:

» Verschieben Sie die Zeiten insgesamt um 15 Minuten pro Tag, bis Sie für Einschlafen und Aufwachen den von Ihnen gewünschten Zeitrahmen erreicht haben.

EXTRA-INFO: SOMMERZEIT

Die Unsitte, jeden Sommer die Uhr vorzustellen, um eine Stunde mehr Tageslicht zu haben, bringt auch die innere Uhr von Kindern durcheinander. Die Uhrzeit hat sich vielleicht geändert, aber Ihr Kind weiß davon nichts. Auch in diesem Fall sollten Sie es schrittweise darauf vorbereiten. Fangen Sie eine Woche vor der Umstellung an, damit Ihr Kleines Zeit hat, sich daran zu gewöhnen. Hier können auch sehr dichte Vorhänge oder Jalousien hilfreich sein. Damit dunkeln Sie das Zimmer trotz der vermehrten Helligkeit am Abend so ab, dass Ihr Kind weiß: »Jetzt ist Schlafenszeit!«

» Probieren Sie das mindestens eine Woche lang. Die innere Uhr Ihres Kindes braucht diese Zeit, um sich umzustellen.

» Vergessen Sie nicht, dass die meisten Kinder nachts nur zehn Stunden Schlaf brauchen. Wenn Ihr Kind also um 19.00 Uhr einschläft, wird es um 5.00 Uhr morgens aufwachen (auch wenn Sie das als ausgesprochen früh empfinden!). Wenn Ihr Kleines dann ausgeruht wirkt, würde ich nicht versuchen, ihm mehr Schlaf aufzudrängen. Verschieben Sie einfach das Einschlafen so weit, dass es morgens später aufwacht. Auch hier sollten Sie die Zeit nicht mehr als 15 Minuten pro Tag verschieben.

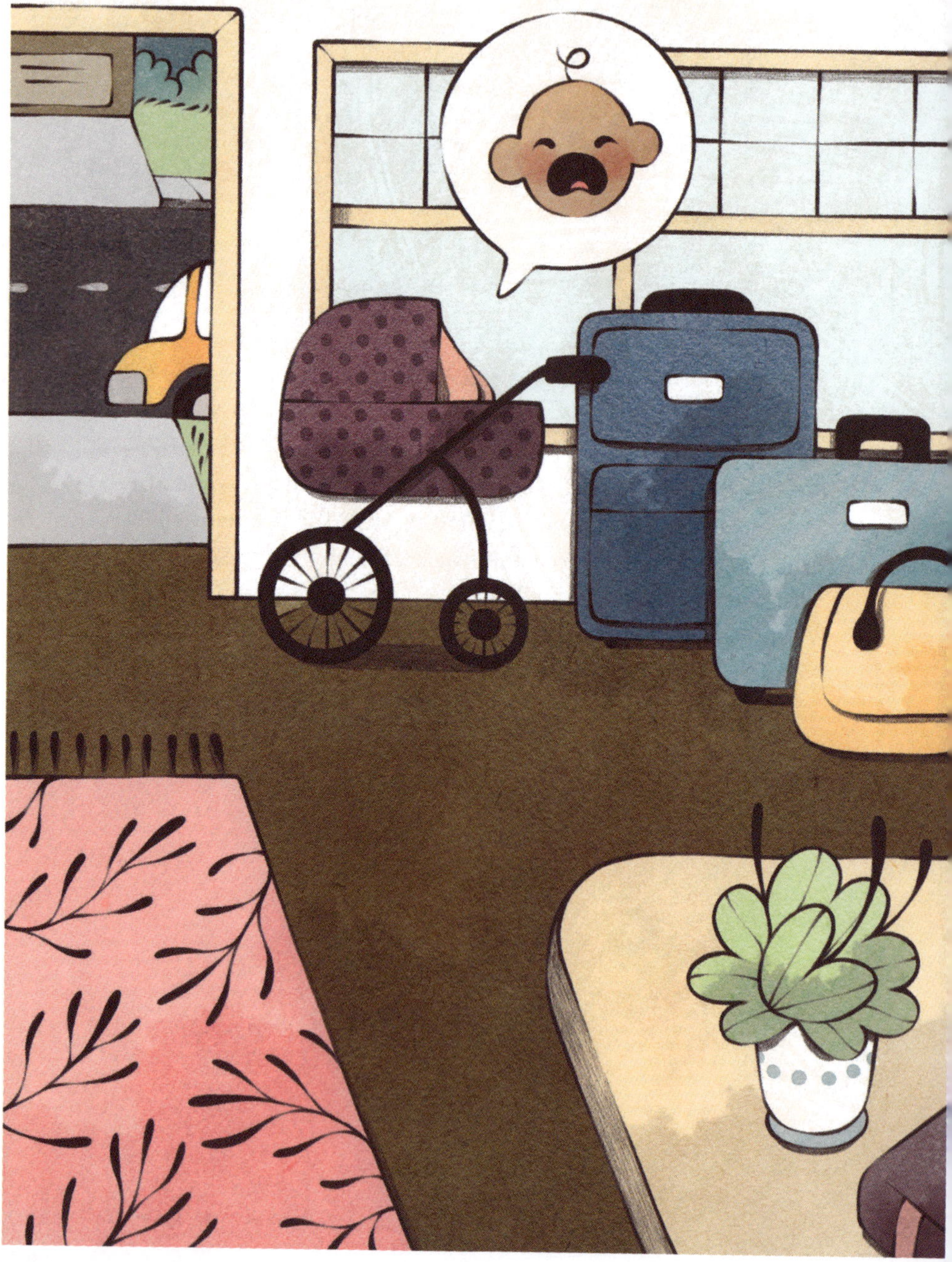

SCHRITT 5:

Wie Sie mit Rückschlägen fertigwerden

BABYS SIND STÄNDIG IM WACHSTUM, das heißt, sie wandeln sich ununterbrochen. Denken Sie nur an all die gravierenden Veränderungen während der ersten zwölf Monate seines Lebens! Ihr Kind hat sich vom hilflosen Neugeborenen zu einem aktiven Kleinkind gewandelt. Musste es zu Anfang noch mit der lauten, hellen Welt fertigwerden, liegt es jetzt auf dem Bauch und sieht sich um. Es krabbelt, steht, geht und sagt schon bald die ersten Worte. Gerade im ersten Lebensjahr findet eine außerordentliche körperliche und geistige Entwicklung statt, die Ihr Kind vollkommen verändert. Und das wird so bleiben. Sie werden aus dem Staunen gar nicht mehr herauskommen. Gerade wenn man sich die Entwicklung eines Kindes vor Augen hält, wird schnell klar, warum guter Schlaf dabei eine so wichtige Rolle spielt. Der Körper Ihres Kindes muss schließlich harte Arbeit leisten, um all diese Schritte gehen zu können!

Sie machen Ihrem Kind ein wertvolles Geschenk, wenn Sie es an gesunde Schlafrhythmen gewöhnen! Sobald es das Schlaftraining gemeistert hat und deutlich besser schläft, ist alles andere ein Kinderspiel. Doch gerade weil Ihr Kind sich in diesen Monaten so rasant entwickelt, sollten Sie auch immer wieder mit Rückschlägen rechnen. Außerdem wird es dann und wann vorkommen, dass Ihr Kleines sich nicht wohlfühlt. Mit diesen möglichen Rückschritten in der Entwicklung wollen wir uns jetzt beschäftigen, damit Sie wissen, was Sie tun können, damit Ihr Kind weiter gut gedeiht.

Entwicklungsschübe und wie man mit ihnen umgeht

Wir haben darüber ja schon im Abschnitt »Den richtigen Zeitpunkt wählen« gesprochen. Dort finden Sie genauere Informationen dazu, wann es für gewöhnlich zu diesen Schüben kommt (ab Seite 44). Daher ist es weiter nicht ungewöhnlich, wenn Ihr Kind angesichts all dieser Entwicklungen, die es durchmacht, fürs Schlafen keine Zeit hat. Es will ja seine neuen Fähigkeiten erproben, auch zur Schlafenszeit. Vielleicht wacht es auch mitten in der Nacht auf und will weiterüben! Anfangs hält man das ja noch für niedlich, aber wenn Ihr Kleines Nacht für Nacht in seinem Bettchen Party macht und alle anderen wach hält, dann hört der Spaß bald auf. So können Sie die Entwicklungssprünge des kleinen Lausers sinnvoll begleiten:

GEBEN SIE IHREM KIND ZEIT ZUM ÜBEN. Hat Ihr Baby eine neue Fähigkeit erlernt, dann lassen Sie es auf einer Matte oder auf einer anderen bequemen, aber festen Unterlage üben. Babys üben gerne im Bettchen, weil sie sich da sicher fühlen und wunderbar krabbeln, aufstehen oder auf dem Bauch liegen können. Ja, die Stäbe am Bettchen sind eine echte Hilfe. Geben Sie Ihrem Kind tagsüber viel Zeit in einer sicheren Umgebung, damit es seine neue Technik trainieren kann. Dann ist die Wahrscheinlichkeit geringer, dass es das abends oder nachts versucht.

LEISTEN SIE WIDERSTAND, WENN ES IN SCHLECHTE GEWOHNHEITEN ZURÜCKFÄLLT. Nur weil Ihr Kind lange wach bleibt, um seine neuen Tricks zu üben, heißt das noch nicht, dass Sie wieder zu den alten Einschlafhilfen wie Schaukeln, Tragen oder Füttern zurückkehren müssen. So etwas verstärkt die Regression nur, denn nun schläft Ihr Kind trotz all seiner neuen Errungenschaften nicht mehr von alleine ein.

LASSEN SIE IHR KIND IN SEINEM TEMPO LERNEN. Es ist schon in Ordnung, das Baby zu trösten, wenn es so sehr darum kämpft, stehen oder gehen zu lernen. Trösten Sie Ihr Kind ruhig, aber greifen Sie nicht in den Lernprozess ein. Wenn Sie jedes Mal Gewehr bei Fuß stehen, wenn Ihr Kind stolpert, wird es viel länger brauchen, um krabbeln zu lernen. Doch je schneller Ihr Kind lernt, umso schneller kehrt es auch zu gesunden Schlafgewohnheiten zurück.

Reisen mit Baby

Selbst einen erprobten Fernreisenden kann das Reisen mit Kind einiges an Nerven kosten. Gewöhnlich ist die Schlafumgebung alles andere als ideal, und es fällt auch schwer, den üblichen Schlafrhythmus einzuhalten. Die meisten Eltern wissen das und streichen die Reisen für einige Zeit. Ich hingegen würde Ihnen empfehlen: Ziehen Sie los! Wenn es während einer Reise Schwierigkeiten gibt, heißt das nicht, dass all Ihre harte Arbeit nun umsonst war. Das Tollste am Schlaftraining für Babys ist ja, dass die grundsätzlichen Fähigkeiten, die es erlernt hat, ihm in jeder Situation helfen. Ihr Kind wird nicht plötzlich verlernen, alleine einzuschlafen. Vermutlich wird es Sie überraschen, wie gut Ihr Kind in den unterschiedlichsten Umgebungen schläft, weil es einfach gelernt hat, ohne Unterstützung einzuschlafen. Was kann denn überhaupt schon passieren? Dass Ihr Kind nicht ganz so regelmäßig schläft wie sonst. Doch es wird höchstens zwei, drei Nächte dauern, bis es sich wieder an sein altes Muster gewöhnt hat, wenn Sie zurück sind. Sie müssen dann keineswegs wieder bei null anfangen, sondern Ihr Kind nur an die Fähigkeiten erinnern, die es bereits erlernt hat. Hier noch ein paar Tipps für ein gesundes Schlafverhalten auf Reisen:

VERSUCHEN SIE, IHR KIND ZU DEN ÜBLICHEN ZEITEN SCHLAFEN ZU LEGEN.
Helfen Sie Ihrem Kind, seinen Stundenplan einzuhalten, indem Sie es zu den üblichen Zeiten zu Bett bringen, ganz egal, wo Sie sind. Es kann im Auto schlafen, im Kinderwagen oder während des Fluges und dabei seinen Stundenplan einhalten. Möglicherweise schläft es nicht gleich ein, schließlich hat sich die Umgebung verändert. Aber Sie können ihm helfen, ruhig zu bleiben. Ihr Baby spürt Ihre Energie, daher wird es früher oder später einschlafen.

KAUFEN SIE EIN REISEBETT. Wenn Sie mehrere Nächte von zu Hause weg sein werden, lohnt es sich vielleicht, Ihrem Kind einen eigenen Schlafraum zuzugestehen. Sie wollen ja keine neuen Schlafgewohnheiten einüben, die Sie zu Hause dann nicht aufrechterhalten möchten. Viele Hotels bieten auch eigene Kinderbetten an. Aber es gibt auch welche, die sich zusammenfalten lassen.

ES SOLL DOCH SCHLIESSLICH SPASS MACHEN. Möglicherweise schläft Ihr Kind auf Reisen nicht so gut. Das ist in Ordnung. Wenn Sie wieder zu Hause sind, kann alles wieder laufen wie gehabt. Also machen Sie sich keinen Stress. Genießen Sie lieber die Reise.

DER JETLAG WIRKT SICH AUCH AUF IHR KIND AUS. Wenn Sie beim Reisen Zeitzonen wechseln, wird Ihr Kind natürlich zu anderen Zeiten einschlafen beziehungsweise aufwachen wie üblich. Daher kann es sein, dass es zu Hause dann unter Jetlag leidet und nicht zu den üblichen Zeiten einschlafen kann. In diesem Fall müssen Sie Ihrem Kleinen Zeit geben. Es braucht meist ein paar Tage, höchstens eine Woche, bis sich die innere Uhr wieder umstellt. Halten Sie zu Hause den üblichen Stundenplan aufrecht, dann renkt sich am Ende alles wieder ein.

Wie Sie Erkältungen, Fieber und Zahnen überstehen

Es wird Zeiten geben, in denen Ihr Kind krank ist, Fieber hat oder sich aus anderen Gründen nicht wohlfühlt. In diesem Fall leiden gewöhnlich die Schlafgewohnheiten als Erstes. So gehen Sie am besten damit um:

KRANKHEIT. Wenn ein Kind krank ist, Schmerzen hat und sich unwohl fühlt, dann vergessen Sie die Regeln des Schlaftrainings. Kümmern Sie sich um Ihr Baby. Seine Gesundheit und sein Wohlbefinden haben oberste Priorität. Wenn es sich besser fühlt, können Sie ja wieder die alten Rhythmen einführen. Wenn es schon gelernt hat, allein einzuschlafen, wird es das ohnehin gerne tun, sobald es ihm besser geht.

IMPFUNGEN. Impfungen wirken sich auf den Schlaf aus. Tatsächlich schlafen Babys nach einer Impfung meist länger, weil der Körper Energie für die Immunantwort braucht. Schließlich muss er Antikörper produzieren, genau so, als würde Ihr Kind einen Infekt durchleben. Das kostet Kraft, also schläft das Baby länger als sonst. Manche Babys fühlen sich nach der Impfung aber auch unwohl und quengeln, vielleicht haben sie sogar leichtes Fieber. Glücklicherweise dauern die von Impfungen verursachten Symptome nur zwischen 24 und 48 Stunden an. Behandeln Sie Ihr Kind in diesem Fall genau so, als wäre es krank. Das heißt: Schluss mit den strengen Schlafregeln.

DAS ZAHNEN. Wenn Sie glauben, dass Ihr Kind Zahnschmerzen hat, sprechen Sie mit Ihrem Kinderarzt darüber, wie Sie den Schmerz lindern können. Wenn Sie dem Schmerz gleich im Vorfeld vorbeugen, kann Ihr Kind nachts durchschlafen. Doch dass Ihr Kind zahnt, heißt noch nicht, dass es sich unwohl fühlt. Sie merken, dass sich die Zähne melden, wenn es anfängt, auf allem herumzukauen und heftig zu speicheln. Das ist dann zwar nervig, aber schmerzen muss es noch nicht. Ein schlafendes Baby wacht davon nicht auf. Wenn Kinder vom Zahnen Schmerzen haben, dann meist kurz bevor und kurz nachdem der Zahn durchbricht. Auch das dauert nicht wochenlang. Viele Eltern erzählen mir, ihr Kind schlafe nachts nicht mehr, weil es Zähne bekomme. Rein wissenschaftlich betrachtet ist dies höchst unwahrscheinlich. Achten Sie genau darauf, wann sich der Zahn ankündigt. Dann ist meist das Zahnfleisch rot und geschwollen und reagiert mit Schmerzen auf Berührung. Oder es zeigt sich darin ein kleiner weißer Punkt – der Zahn.

IRGENDWAS STIMMT NICHT. Sicher wird es auch Zeiten geben, in denen Sie einfach nicht wissen, was los ist. Ihr Baby schläft nicht ein, weint mehr als üblich, fühlt sich ganz offensichtlich nicht wohl. Irgendetwas passt nicht. Vertrauen Sie Ihrer Intuition und bringen Sie Ihr Kleines zum Kinderarzt. Ihr Arzt kann schnell schwerwiegende Probleme ausschließen und findet vielleicht die Ursache für die Schlafstörungen. Versuchen Sie nicht, Ihrem Kind gerade jetzt die Regeln des Schlaftrainings beizubringen. Wenn es sich besser fühlt, wird es auch schlafen wollen.

NOCH EIN TIPP! Wenn Sie das Gefühl haben, dass Ihr Kind nicht schläft, weil es zahnt oder krank ist, dann ist das Beste, was Sie tun können, die Ursache für die Schlafstörungen zu beheben. Bleiben Sie ruhig. Ihre Intuition wird Ihnen weiterhelfen. Haben Sie das Gefühl, dass mit Ihrem Kind etwas nicht stimmt, können sich aber nicht erklären, was, so wenden Sie sich an andere Menschen um Hilfe. Rufen Sie den Arzt auch um Mitternacht an. Suchen Sie eine Schrei-Ambulanz auf, wenn Ihr Kind gar nicht mehr zur Ruhe kommt. Entsprechende Hinweise finden Sie auf Seite 119. Sie kämpfen hier für Ihr Kind! Lassen Sie sich nicht davon abbringen!

NACHWORT

GRATULIERE, SIE HABEN ES GESCHAFFT! Sie haben den Entschluss gefasst, für besseren Schlaf für sich, Ihr Kind und Ihre ganze Familie zu sorgen. Jetzt können Sie die Früchte ernten.

War es leicht? Vermutlich nicht. War es die Mühe wert? Absolut! Alles, was einem Kind (und natürlich auch den Eltern) Gesundheit und Wohlbefinden schenkt, ist meiner Ansicht nach die Plackerei wert.

Und Ihr Kind hasst Sie jetzt keineswegs dafür, oder? Es liebt Sie aus vielen Gründen, auch weil Sie ihm gesunden Schlaf beigebracht haben. Endlich ist Ihr Goldstück ein gesundes, ausgeruhtes Baby. Und Sie können aufhören, sich für seine negativen Schlafgewohnheiten und seine schlechte körperliche und seelische Verfassung die Schuld zu geben.

Ein Kind in die Welt einzuführen, ist eine Großtat! Ganz sicher gehört dies zu den wichtigsten Dingen, die Sie in Ihrem Leben tun werden. Sie sind für dieses kleine Wesen verantwortlich! Und Sie müssen manchmal wirklich schwere Entscheidungen treffen. Himmelhoch jauchzend, zu Tode betrübt – das ist die Gemütslage aller Eltern. Aber ganz egal, wo Sie in dieser Skala augenblicklich stehen: Solange Sie das Beste für Ihr Kind wollen, wird die Achterbahnfahrt der Gefühle Sie nicht aus der Bahn werfen. Sie machen Ihre Sache super!

Nun sind Sie dran: Nachdem Sie Ihr Kleines zu Bett gebracht haben, setzen Sie sich hin und schenken sich ein Glas Wein ein oder machen sich eine schöne Tasse Tee. Gucken Sie Ihre Lieblingsserien bis zum Umfallen. Rollen Sie sich mit einem guten Buch auf dem Sofa ein und genießen Sie das Zusammensein mit Ihrem Partner. Ihr Baby schläft ja nun nicht mehr zwischen Ihnen. Und keine Sorge: Was Sie da hören, sind nur Phantomschreie! Ihr Kleines liegt ruhig in seinem Bettchen. Schließlich hat es das Schlaftraining absolviert.

NÜTZLICHE TIPPS

WENN ES UM SCHLAFPROBLEME VON KINDERN GEHT, lassen sich im Internet tausend Ratschläge finden. Leider auch richtig schlechte! Auf meiner Webseite violetsleepbabysleep.com versuche ich daher, die Spreu vom Weizen zu trennen und Ihnen nur Informationen zu liefern, die tatsächlich auf Erfahrungswerten beruhen.

Sollten Sie weiteren Rat einholen wollen, so gibt es in nahezu jeder Stadt im Kinderkrankenhaus eine Baby-Ambulanz, in der man auch Schlafprobleme behandelt. Sogenannte Schrei-Ambulanzen wurden speziell für »Schrei-Kinder« eingerichtet, damit Sie sich dorthin wenden können, wenn Ihr Kind gar nicht schlafen will. Fragen Sie Ihren Kinderarzt nach der Adresse oder erkundigen Sie sich bei einer der unten aufgeführten Stellen.

Wo Sie sich sonst noch Rat holen können:

» Die Zeitschrift *Eltern*:
www.eltern.de

» Verband alleinerziehender Mütter und Väter (VAMV):
www.vamv.de

» Bundesverband Pro Familia:
www.profamilia.de

ÜBER DIE AUTORIN

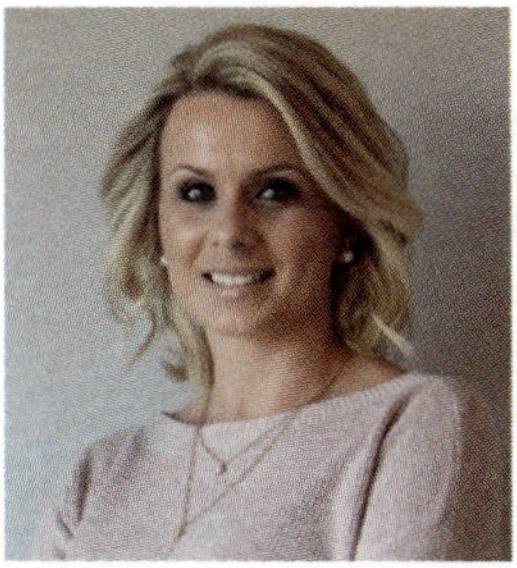

VIOLET GIANNONE ist ausgebildete Krankenschwester, Beraterin für Schlafprobleme bei Kindern und die Begründerin von Sleep, Baby, Sleep® (violetsleepbabysleep.com), einer Website, auf der sie Eltern unterstützt, deren Kinder schlafen lernen müssen. Nachdem ihr erstes Kind einfach nicht schlafen wollte, litt Violet unter enormem Schlafdefizit. Bald wurde ihr klar, dass es ihrem Kind nicht half, wenn sie wie ein Zombie durch den Tag tappte, und so entwickelte sie ein Schlaftraining für Kinder, das weltweit Aufmerksamkeit fand. Da sie den üblichen Rat »Lass es schreien« nicht akzeptabel fand, suchte sie nach sanften, aber wirkungsvollen Methoden. Auf ihrer oben genannten Website erteilt Violet täglich verzweifelten Eltern Rat oder verpasst ihnen einen maßgeschneiderten Plan für ihr Kind, den sie dann per E-Mail begleitet. Sie liefert auch Beiträge zu anderen Eltern-Kind-Themen, zum Beispiel auf Care.com, WhatToExpect.com, MomsMagazine.com, MacaroniKid.com, Baby-Chick.com, Tinyhood.com und mehr. Wenn sie nicht gerade Kindern zu gesundem Schlaf verhilft oder hinter ihren Töchtern hersprintet, dann genießt sie gerne eine gute Tasse Kaffee, mexikanisches Essen, laute Musik, zu der sie tanzt, als würde ihr garantiert niemand zusehen. Und sie hält die Augen offen, denn sie schlägt nun mal gerne Pfade ein, die nicht schon ausgetreten sind.

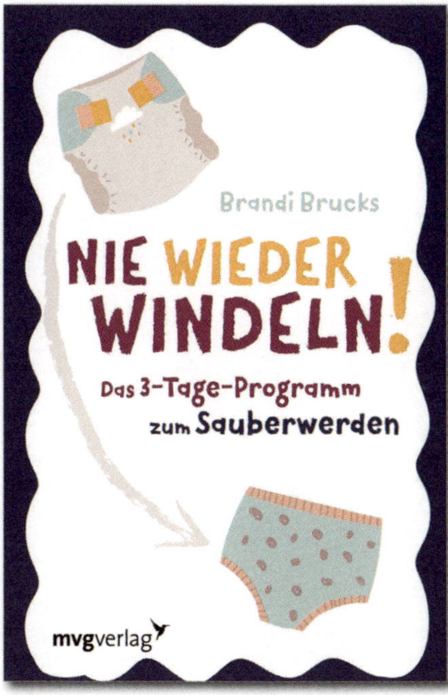

Auch als **E-Book** erhältlich

112 Seiten
9,99 € (D) | 10,30 € (A)
ISBN 978-3-86882-998-3

Brandi Brucks

Nie wieder Windeln!

Das 3-Tage-Programm zum Sauberwerden

Noch nie war Töpfchen-Training so einfach!

Der Wechsel von der Windel zur Unterhose ist für Eltern und Kind keine leichte Angelegenheit, da die Umgewöhnung viel Geduld und liebevolle Betreuung erfordert. Damit der Übergang so sanft wie möglich stattfinden kann, hat sich die erfahrene Erzieherin Brandi Brucks intensiv mit den Anforderungen an ein gelungenes Töpfchen-Training auseinandergesetzt, um Familien bei diesem Lernprozess zu unterstützen. Anhand zahlreicher Erfahrungsberichte erklärt sie die wichtigsten Voraussetzungen, welche man vor, während und nach der Umgewöhnung beachten muss. Sowohl Eltern als auch die Kinder profitieren von ihrem fundierten Wissen und die Windel ist schneller trocken als gedacht.

mvgverlag

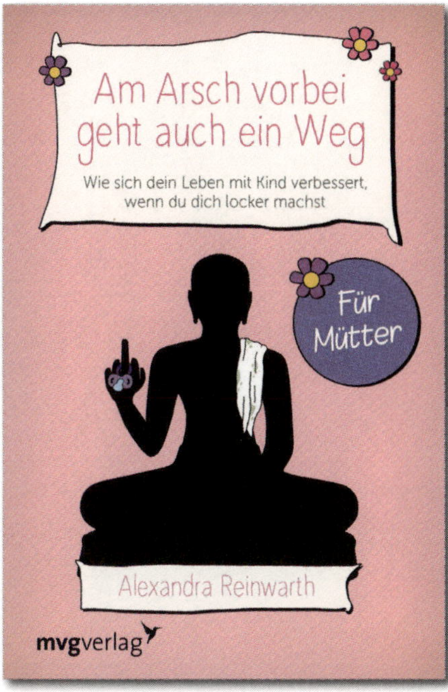
Am Arsch vorbei geht auch ein Weg
Wie sich dein Leben mit Kind verbessert, wenn du dich locker machst
Für Mütter
Alexandra Reinwarth
mvgverlag